肩部损伤

预防与康复训练

HEALTHY SHOULDER

HANDBOOK

［美］卡尔·克诺夫（Karl Knopf） 著

奥斯汀·福博德（Austin Forbord） 摄影

李汶璟 译

U0267730

人民邮电出版社

北 京

图书在版编目（CIP）数据

肩部损伤预防与康复训练 / （美）卡尔·克诺夫
(Karl Knopf) 著；（美）奥斯汀·福博德
(Austin Forbord) 摄影；李汶璟译. -- 北京：人民邮
电出版社，2018.9（2024.3重印）
ISBN 978-7-115-48731-5

Ⅰ. ①肩… Ⅱ. ①卡… ②奥… ③李… Ⅲ. ①肩关节
—运动性疾病—损伤—防治②肩关节—运动性疾病—损伤
—康复训练 Ⅳ. ①R873

中国版本图书馆CIP数据核字(2018)第137475号

版权声明

免责声明

本书内容旨在为大众提供有用的信息。所有材料（包括文本、图形和图像）仅供参考，不能用于对特定疾病或症状的医疗诊断、建议或治疗。所有读者在针对任何一般性或特定的健康问题开始某项锻炼之前，均应向专业的医疗保健机构或医生进行咨询。作者和出版商都已尽可能确保本书技术上的准确性以及合理性，且并不特别推崇任何治疗方法、方案、建议或本书中的其他信息，并特别声明，不会承担由于使用本出版物中的材料而遭受的任何损伤所直接或间接产生的与个人或团体相关的一切责任、损失或风险。

内 容 提 要

本书首先讲解了肩关节的解剖学结构，并介绍了常见肩部损伤的症状、常见病因、诊断及治疗方法。接着，本书提供了针对不同运动专项、不同人群的12个肩部训练方案。此外，本书通过400余幅真人示范图，分步骤详解了100个动作练习的训练目标、起始姿势、执行步骤和动作要点。不论是久坐办公室的办公族，还是运动及健身爱好者，都可通过本书强化肩部功能，有效预防损伤、缓解疼痛、促进安全康复。

◆ 著　　　　[美] 卡尔·克诺夫（Karl Knopf）

　　摄　　影　[美] 奥斯汀·福博德（Austin Forbord）

　　译　　　　李汶璟

　　责任编辑　刘　蕊

　　责任印制　周昇亮

◆ 人民邮电出版社出版发行　　北京市丰台区成寿寺路 11 号

　　邮编　100164　　电子邮件　315@ptpress.com.cn

　　网址　http://www.ptpress.com.cn

　　固安县铭成印刷有限公司印刷

◆ 开本：700×1000　1/16

　　印张：9.75　　　　　　　2018 年 9 月第 1 版

　　字数：173 千字　　　　　2024 年 3 月河北第 21 次印刷

　　著作权合同登记号　图字：01-2017-6288 号

定价：49.80 元

读者服务热线：(010)81055296　印装质量热线：(010)81055316
反盗版热线：(010)81055315
广告经营许可证：京东市监广登字20170147号

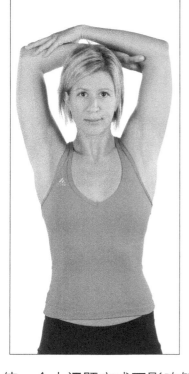

前言

几乎每个人都会在一生中的某些时间点患上肩部问题。大部分人认为这只会发生在那些身价极高的棒球投手或者能够参加奥运会的游泳运动员身上，而不是自己身上。然而，美国每年有大约1400万人因为肩部问题去看医生。尽管很多人试图忍耐这种疼痛，希望它能够自动消失，却使一个小问题变成了影响健康的不利因素。通常，问题会随着时间的推移慢慢显现出来，但在它影响到人的活动或疼痛已经难以忍受之前往往会被忽视。

肩部功能障碍由多种因素导致：可能是因为跌倒，例如在橄榄球运动中的一次拦截或者沿街散步时的一次失足；还有可能是因为过度使用，例如每天的高尔夫挥杆或者手动轮椅的使用。肩部问题会给那些周末运动族、弓背坐在电脑前的办公室白领、粉刷卧室墙壁的屋主带来不便。

若你有下列症状，你可能已经患有肩部问题：

- 在书桌上移动电脑鼠标时感到很困难；
- 抬手把生活用品放到高架子上时会产生疼痛感；
- 在扔出球让狗追逐或者打网球打出一个制胜发球之后听到自己的肩部发出"啪"的声音；
- 伸进后侧口袋拿钱包或者伸到背后拉裙子拉链时感到不舒服。

多数因为肩部问题去看医生的人是受到了肩周软组织损伤的影响。本书的目的是让你了解肩部的状况并且提供一些预防肩部损伤的建议。但是，本书不是医疗手段的替代品。这本书的愿望是让你学习理智锻炼，而非过度，因为学习倾听自己的身体，并且注意它在说什么是自己所能做的最聪明的事情。察觉肩部的小问题并且通过正确的锻炼来进行积极性休息，对延长运动生命大有帮助。

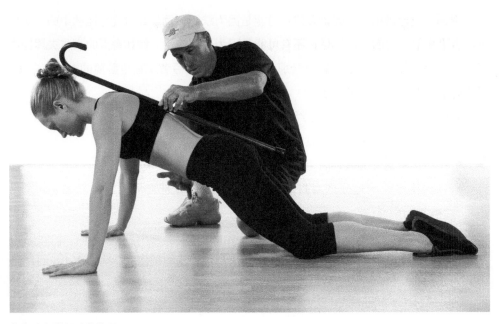

作者正在进行动作指导。

目录

第一部分

入门指南

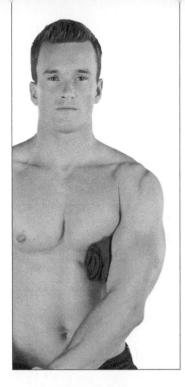

谁会患有肩部问题

肩关节是一个复杂关节。疼痛可能来自颈部或者身体的其他部位，并造成不同程度的肩部问题。患有肩部问题的人数比例取决于定义肩部疼痛的标准，例如疼痛等级或者关节活动是否受限。

有研究者在312人中对比了两种评估肩部疼痛患病率的方法，发现在研究时间段中患有肩部问题的人群比例在31%～48%，准确比例取决于对肩部问题的定义。然而，导致大部分人看医生的主要原因是活动受限，而不是疼痛。

越来越多的研究证实，一个身体部位的使用不当能够沿着运动链影响到身体其他部位。更简单地说，如果一个人在生物力学角度上对自己的身体使用不当，或者因为一个部位的无力使得身体其他部位过度代偿，身体的其他部位可能会受到影响。

例如在电脑前的不正确的坐姿可能会给肩部造成负面影响，同时手在键盘上的位置不当也可能影响到肩颈部位。事实上，肩颈部疾病比其他的上半身疾病的发病率更高，并且女性的上肢肌肉骨骼疾病患病率比男性更高。

关于肩部疼痛《康复管理》（*Rehab Management*）在2007年4月刊登的一篇文章认为：

- 女性比男性更常受到肩部疼痛的影响；
- 那些参加重复性过顶运动的人（例如游自由泳、仰泳、打网球、擦窗户、贴墙纸）更易出现肩部疼痛。

根据研究，决定人们在工作中是否会患有肩部问题的一个重要因素是重复使用的工具类型。女性是否会患有肩部问题的两个预测因素取决于她是否使用震动的工具

（重复动作带来的持续撞击和振动造成的严重的肩部损伤）以及她的工作是否涉及频繁地把上肢举过头顶的动作。

研究表明，即使女性和男性在同一家公司从事同一类型的工作，女性患肩部疾病的概率更大。在年龄方面，肩部疾病的发病率随着年龄的增长不断增大，在50岁左右到达高峰。

关于性别差异的解释已经提出几个解释。一般情况下，女性的上肢力量不如男性，因此一个5磅（约2.27千克）重的物体对女性来说有更大的影响。这是因为女性相对男性的肌肉力量较弱并且体重也较小。欧洲改善生活和工作条件基金会提出女性比男性更倾向于参加重复性的工作，并且在工作中，女性比男性可能更持久地保持同一个姿势。此外，研究表明女性更常面临额外的体力需求，例如做家务或者照顾孩子。

如今，我们发现孩子们也在抱怨肩颈部疼痛。有几个因素导致了这个问题：不正确的姿势，玩电脑时不当的生物力学结构，背双肩包时肩背部的负担，急于求成的教练逼着孩子进行超过了他们生理极限的训练。

本书提供了肩部解剖学的概述，以及常见病因和损伤预防与康复训练的知识。任何人都可以在医生的监督下利用这本书来强化受伤的肩部的功能或者诊断初始的肩部问题。

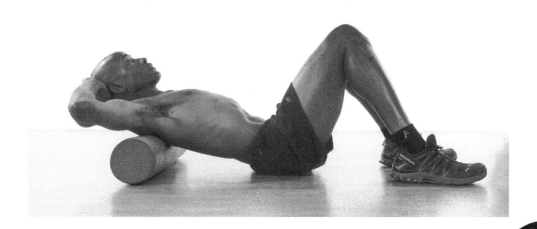

肩关节解剖学

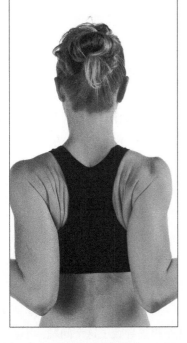

肩关节，更准确的叫法是肩带，是一个值得注意的复杂关节。它可以让人们轻柔地完成来回扔鸡蛋，摇动孩子以让她入睡，以每小时90英里（约每小时145千米）的速度投出棒球，以每小时100英里（约每小时161千米）的速度完成网球发球动作等。它是一个工程奇迹，它被设计得拥有极大的灵活性——几乎在每个可能的方向上都具有运动功能。

然而，这也是肩关节如此容易发生力学过载和损伤，并成为人体最复杂、最难康复的关节的原因之一。

为了理解和投入康复过程，你需要对肩关节和它的运动生理知识有一个基础的了解。通过了解自身的状况，会更好地理解彻底康复所需的步骤。

肩关节包含一个大的关节头和一个较小的关节窝。它的基础结构就像一个横放的高尔夫球钉旁边放着一个网球，再用一系列的韧带和肌腱对其进行固定。韧带将骨与骨连结，肌腱将肌肉与骨连结。不幸的是，这种解剖学设计并不能提供有力的结构支撑。通常，在人体中，一个关节的灵活性高同时也就意味着它的稳定性较低。相比之下，髋关节虽然也是球窝关节，但它是一个深的关节窝。这种结构提供了大量的结构支持，但运动功能相对较弱。肩关节的韧带和肌腱提供了稳定性，但是它们可能会因为误用和长期过度使用变得松弛。

骨和关节

肩带由四块骨组成。包括锁骨，也就是通常所说的衣领骨；肩胛骨也被称为肩胛或者翼骨；肩峰是肩胛骨的一部分，是在肩袖、肌腱、滑膜囊上方形成的一个骨质顶端；胸骨常被称为胸叉骨；肱骨是上臂骨。

关节是骨连结起来的地方，被韧带、肌腱、滑膜囊这些软组织包绕。肩部有几个关节。肩部的多数运动发生在盂肱关节。其他关节更多地提供结构支撑作用。

- **肩锁关节（AC）**——由肩峰和锁骨构成，其主要在耸肩的动作中起作用。
- **盂肱关节（GH）**——由上臂骨和肩胛骨外侧区域构成的关节。这个关节负责了肩部大多数的运动。肩关节脱位多与这个关节有关。

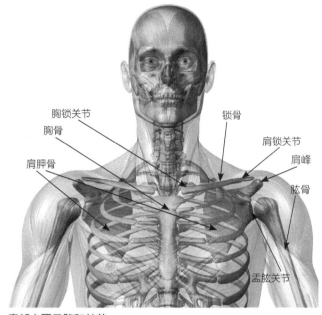

肩部主要骨骼和关节

- **胸锁关节（SC）**——由胸骨和锁骨构成。其主要在耸肩动作中起作用，同时还具有稳定肩带的功能。
- **肩胛胸壁关节（ST）**——这不是一个真正意义上的运动关节，而是供肌肉附着的基础。

四块肩袖肌肉（见下文"肌肉"内容）都起于肩胛骨，并且它们的肌腱都止于肱骨上端，帮助构成关节囊。包绕关节的囊叫作滑膜囊。充满液体的滑膜囊通常在骨和肌腱的中间，帮助减小关节运动时产生的摩擦，起润滑作用。软骨是两关节中间的衬垫，起缓冲作用。

肌肉

在我们开始介绍肩部的肌肉前，要记住肌肉可以做两件事：收缩和放松。主动肌负责收缩，从而引起运动；拮抗肌产生与运动方向相反的收缩。此外，固定肌固定或支持骨骼，这样收缩才能有个稳固的基础来产生运动。

以下为影响肩部的主要肌肉。

- **冈上肌**：使手臂外展（也就是使手臂向远离躯体方向的运动）。
- **冈下肌**：使手臂外旋。

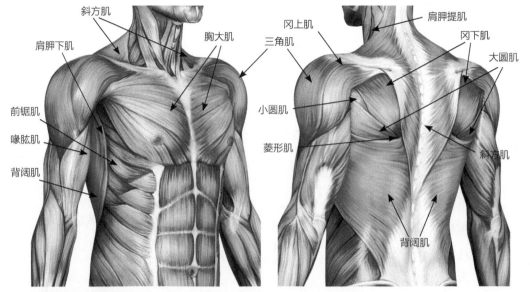

影响肩部的主要肌肉

- **小圆肌**：使手臂外旋。
- **大圆肌**：使手臂内收（也就是拉着手臂向靠近身体的方向运动）。
- **肩胛下肌**：使手臂内旋。
- **背阔肌**：使手臂伸展和内收。
- **斜方肌**：使肩胛骨上提和下降。
- **胸大肌和胸小肌**：使手臂内收并使肩胛骨下降。
- **喙肱肌**：使手臂屈曲和内收。
- **三角肌**：使手臂伸展和外展。
- **肩胛提肌**：使颈部侧屈。
- **大菱形肌和小菱形肌**：固定肩胛骨。
- **前锯肌**：固定肩胛骨。

　　除了外伤和慢性重复性误用以外，当出现肩部问题时，无论是由工作职责还是娱乐活动引起的，肌力不平衡都是一个主要原因。如果一侧肌肉过紧，肩部微妙复杂的空间平衡就会被打破，并可能进一步造成损伤。

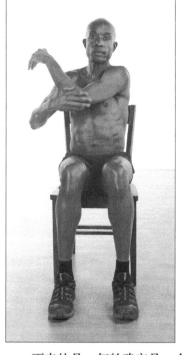

肩部常见问题

和大多数关节问题一样，肩部问题可能源于误用、过度使用、废用或肩部肌肉的损伤。任何一件影响运动链的事情都可能引起肩部问题。例如，狠狠摔了一跤（损伤），不间断地粉刷天花板两小时（误用/过度使用）都可能会导致肩部不适。

不幸的是，年龄确实是一个肩部问题的影响因素。随着年龄的增长，肩带周围的软组织会经历一些结构变化。通常，这种结构变化会导致支持韧带、肌腱和肌肉的弱化。这个领域的一些专家提出，在50岁之前，大多数的肩部的内在结构都会发生一些改变。通常，简单的肌腱炎可能恶化成肌肉撕裂。这意味着如果肌腱炎没有得到合适的治疗，下一步很可能导致严重的损伤——这就是为什么早期介入和预防维护是保持肩部健康的关键（预防损伤的内容从30页开始）。

本节提供了一个常见肩部问题的典型病因、症状及治疗的概述。注意，除非你是一个肩部问题治疗的专家，否则你需要向医生咨询一下确切的诊断。当你和医生说话的时候，他通常需要问一下你的健康史，并且做一个身体检查来进行确诊。

肩部肌肉主动运动范围的评估是一个被高度重视的评估工具，它常被用于肩袖、肩部不稳定和关节炎的患者。做这个评估的时候，你将穿评估外套，侧躺睡觉，摸后背，梳头发，摸到高的架子，过顶投球，确认工作或娱乐时是否会有困难。

肩部撞击综合征

肩部撞击综合征在经常运动的人群中是一种常见的慢性问题。过多的灵活性运动导致了重复性的压力和炎症。

症状

举起手臂时疼痛

侧躺睡觉时疼痛

手臂运动时疼痛

常见病因

肩部撞击综合征可能由重复性的运动引起，这种运动要求肩关节日复一日地做过顶运动。

- 网球

- 游泳

- 投掷运动，例如棒球和垒球

- 过多手臂过顶的动作：在仓库或者房屋修理处工作

- 每天晚上保持同一侧卧睡眠姿势

- 创伤，例如摔到肩部

诊断

- 活动范围测试

- 一个简单的肌力不平衡测试和一个肌力测试，肌力测试就是通过加阻对比健患侧情况

- X线照片或核磁共振

治疗

医生可能会给你很多选择：休息，学习在生物力学上更正确地使用你的肩部，物理治疗，正确地锻炼，进行外科手术等。

物理治疗师或者医生也可能：

- 指导你使用热疗或冷疗

- 推荐药物和药垫

- 应用电刺激或超声波治疗

- 建议在关节区域注射类固醇

反复性应激损伤（RMI），又名累积性损伤疾病

重复性地使用一只手臂会对你的肌腱、韧带、滑膜囊、软骨造成不利影响。

症状

- 侧躺时肩部、手臂和手部疼痛。

- 手臂和手指麻木。

- 手部、手臂及手指有刺痛感。

- 肩部和手臂出现慢性疼痛。

常见病因

- 重复性地进行过顶运动。
- 重复性过度使用力量的动作。

诊断

通常，医疗人员会通过一系列加阻或不加阻的运动来评估你的具体情况。你能够做的有助于这一检查的最重要的事情是指出哪个动作造成的不适最严重。医疗人员会问你是否突然出现疼痛，或者哪个动作加重了疼痛。

治疗

医生可能会根据你病情的严重程度做出开药、夹板治疗、物理治疗、外科手术或药物注射等不同处理。

肩关节不稳定（脱位/半脱位）

因为它的结构，肩关节是人体最常脱位的关节之一。脱位可能是因为一个强的力量向外拉肩关节或者通过一个极端的旋转将关节头（肱骨头）拽出了关节。注意，这时有可能出现局部错位。发生半脱位时，肩关节感觉像是错位脱出了关节窝又在没有彻底脱离的情况下回到了原来的地方。彻底的脱位危害更大，并且肩关节一旦脱位，这种脱位就可能在日后重复出现。

症状

手臂离开了关节，导致手臂不能运动，同时出现中等程度的疼痛。

常见病因

- 跌倒
- 跑步撞到物品或人
- 错误的举重动作
- 超出了安全活动范围

诊断

医疗人员会检查关节是否异位。他也会判断一下你的手臂是否能够运动。

治疗

如果你怀疑你有任何程度的肩部脱位，立即去一个专业的地方进行复位。一旦关节复位，遵照医生的指示锻炼，提高关节的稳定性。

关节炎

肩关节炎是一种软骨的退行性疾病。这通常是慢性磨损的结果。然而，它也可能通过疾病、外伤或感染产生。肩关节炎在AC关节出现的要早于GH关节，因为AC关节退化的速度更快。

症状

在肩部区域有轻度或中度的疼痛，并且关节活动受限。

常见病因

- 磨损
- 类风湿性关节炎
- 外伤
- 肌力不平衡
- 锻炼时不正确的人体力学，例如在卧推或者引体向上时
- 过度训练

诊断

医生会问一下健康史，并且通过让你做一系列的简单动作来做一个身体评价。

治疗

- 休息
- 非甾体抗炎药
- 注射
- 物理治疗

肩袖损伤

一些专家认为，当你移动手臂时，有多达26块肌肉参与运动阶段、稳定阶段或制动阶段。在健身房人们往往只关注表面，而忽略了至关重要的隐藏肌肉、支持或者保证关节稳定性的深层肌肉。肩袖肌肉由SITS肌肉构成：肩胛下肌、冈下肌、小圆肌和冈上肌。这些肌肉共用一个肌腱。肩袖在最常见的扔球或者网球运动中负责内旋或外旋运动。人们曾经认为，肩袖损伤是突然或者严重外伤的结果。现在人们认为随着时间推移，误用或滥用也可能导致退行性变化或是带来损伤。

症状

- 过顶运动（例如够一些高架子上的物品，梳头发，扔球）产生疼痛
- 抓后背中央时产生疼痛
- 侧卧睡觉时肩部产生疼痛

常见病因

重复性的使用和损伤是肩袖损伤最常见的机制。肩袖撕裂在45 ~ 65岁非常常见。最常见的重复性损伤包括在举重房中动作不准确的练习，颈后高位下拉或者错误的仰卧推举（见第36页常见有争议的训练），以及投掷运动中的过度使用。肩袖损伤的原因通常还有：

- 劳损性肌腱炎：导致肌腱的应激和磨损。
- 撞击性肌腱炎：肩峰会挤压和刺激肩袖，或者滑膜囊因为重复性过顶运动而肿胀。
- 钙化性肌腱炎：炎症能够导致钙质沉积在肩袖中。
- 严重的肌腱炎：撕裂能够引起局部或彻底的肩袖撕裂。

诊断

在你的评估过程中，医生会问一下健康史，问许多关于肩部何时疼痛以及怎么受伤的问题。医生会做一个身体检测寻找疾病的症状，并且他会听弹响和摩擦的声音。通常，医生会让你做"空罐试验"就是像倒苏打水一样移动你的手臂。医生会轻轻地给动作加阻来判断损伤的程度。

如果不能通过身体检查得出诊断，医生可能要求影像学检查，例如核磁共振，X线照片以及关节造影（造影剂被注射进肩关节来进行这个检查）。

治疗

通常来说，大多数医生会尝试保守治疗，如休息、冷疗和热疗以及药物治疗，如果不起效，可能会涉及物理治疗，通过矫正训练配合超声波治疗的方式（小剂量的声波振动）并且可能会进行电刺激疗法。一些医生可能会使用肾上腺皮质酮注射来减少炎症。如果这些措施均没能减轻症状，可能会采用外科手术。

冻结肩

肩部可以在许多方向灵活运动。当疼痛限制了运动，通常会缩小运动的范围。这

肩袖（锻炼）方案示例

摆动手臂—第57、58页

肩胛骨挤压—第115页

弹力带外旋训练—
第134页

手指画圈—第73页

哑铃肩部后伸运动—
第142页

墙上俯卧撑—第108页

等长后举—第111页

胸部拉伸（门口）—
第101页

空罐式—第114页

俯卧飞鸟—第144页

导致了粘连的加重，你的肩部就"冻结"了。因为粘连的加重，使得运动更加困难和也更加疼痛，从而导致运动范围的进一步缩小和更严重的冻结肩。这种恶性循环导致疼痛增强和不能运动。女性比男性更容易出现冻结肩。这通常是由于损伤或者试图保护肩部的结果。在老年人中比年轻人中更常见。

症状

- 在所有方向上的疼痛
- 活动范围缩小

常见病因

当一个人经历肩部疼痛，他会试图通过不运动来保护关节。这导致了炎症像关节粘连一样越来越严重，就在肩关节囊包裹肱骨头的位置。

诊断

在诊断过程中，医生会问一下健康史并做一个身体检查。

治疗

目标是扩大运动范围和减小疼痛。医生可能会采取积极的关节松动术以及牵拉和电刺激疗法。他也可能会建议以下措施来治疗你的冻结肩：

- 肩部牵拉
- 抗炎药物
- 温和潮湿的热疗
- 冰敷
- 物理治疗或者手法治疗
- 肾上腺皮质酮注射
- 手术治疗

肌腱炎和滑囊炎

肌腱炎和滑囊炎是密切相关的，既可能单独出现也可能一起出现。肌腱炎是肌腱的炎症（红、痛、肿）。在肩部的肌腱炎中，肩袖和肱二头肌腱发炎，通常是因为周围结构的挤压。损伤可能从轻微炎症发展到影响大部分肩袖。当肩袖肌腱开始发炎并且增厚，它可能在肩峰下受到挤压。肌腱通常伴随着滑囊炎，滑膜囊就是保护肩部的囊。发炎的滑膜囊就叫滑囊炎。

症状

症状包括：

- 缓慢出现的不适以及在肩关节上部或手臂上三分之一处疼痛。

- 侧卧很困难。

- 手臂向远离身体的方向运动或者过顶时出现疼痛。如果肌腱炎涉及肱二头肌肌腱（这个肌腱位于肩关节前部帮助屈肘并旋转前臂），疼痛会出现在肩关节前面或侧面并且可能会串行到肘关节和前臂。

- 当手臂用力向上做推举并过顶时出现疼痛。

常见病因

当肩袖和滑膜囊发炎，发红和肿胀，它们可能在肱骨头和肩峰之间被挤压。涉及手臂的重复性运动，或者是简单的老化，可能也会刺激磨损肌腱、肌肉和周围的结构。炎症来源于疾病，例如类风湿性关节炎可能导致肩袖肌腱炎和滑囊炎。过度使用肩部的运动和职业要求频繁过顶伸手是另一个刺激肩袖或者滑膜囊的潜在原因，并且可能导致炎症。

诊断

肌腱炎和滑囊炎的诊断开始于医疗史和身体检查。X线照片不能显示肌腱或滑膜囊，但是有助于排除骨异常或者关节炎。

医生可能取出并检测发炎区域的液体来排除感染。

治疗

因肩部问题看医生的患者大部分是因为肌腱炎。大多数的肌腱炎可以成功治愈。这种状况下治疗的第一步是减轻疼痛和炎症，措施包括休息，冷疗和抗炎药物，例如阿司匹林、萘普生或者布洛芬（举例来说：艾德维尔、摩特灵或者努普林）。在某些情况下，医生会使用超声波对深部组织产生热作用以加速血流。在自我治疗前，要与你的医生协商。同时，不要用药物治疗来掩盖疼痛以便能够继续玩耍或工作。虽然你可能感觉很好，但可能会损伤关节。

建议进行轻柔的牵拉和力量训练并逐渐改善提高。医生可能建议在冷疗后应用热疗并且进行轻柔的主动运动。如果没有改善，医生可能注射皮质类固醇药物到肩峰下的区域。虽然类固醇注射是常见治疗，也必须小心使用，因为它们可能导致肌腱断裂。如果6～8个月后依然没有改善，医生可能使用关节镜或者外科手术来修复损伤以及减小肌腱和滑膜囊上的压力。

胸廓出口综合征（TOS）

胸廓出口综合征，尽管不太常见，却常被误解和误诊。术语"TOS"最早出现在1956年R.M.Peet发表的一篇医学文献中，并且被同仁命名它为"胸廓出口综合征"。TOS已经成为一个饱受争议的疾病，一些专家认为它是了解最少，诊断不足并且误诊最多的情况之一。

广义的TOS是一组由于血管和神经（神经血管束）在胸廓出口区域受到压迫产生一系列症状和体征。胸廓出口是位于胸腔和锁骨之间的区域，容纳着主要血管（锁骨下动脉和静脉）以及神经（臂丛神经）。

因为一些专家认为TOS诊断不足，并且有时候被误诊，所以很难准确估算有多少人在遭受这种疾病。据估计，TOS在美国人口中的发生率为0.3% ~ 8%。最常出现的年龄在25 ~ 40岁，并且女性受TOS影响的频率比男性高四倍。如上所述，TOS不是一种单一疾病而是一组特殊的疾病，其症状显示了血管或神经在胸廓出口地区受到压迫。举个例子，比如在颈部、肩部、手臂的疼痛以及麻木感或者刺痛感的症状提示了臂丛神经受到压迫；手臂、手部力弱，肿胀或者皮温低可能来源于锁骨下血管受到压迫，导致该区域血流量减少。一般而言，TOS有以下分类：

真神经源性TOS：这一类型的TOS也叫作神经系统TOS。它是由先天（天生的）异常造成的罕见疾病。通常影响身体的一侧并且主要发生在15 ~ 60岁女性身上。症状包括手部力弱和萎缩，主要牵涉手臂肌肉并出现间歇性疼痛，丧失感觉并有麻木感（灼烧感或刺痛感），也涉及手指或者手臂。真神经源性TOS可能经常与腕管综合征混淆。

创伤性TOS：顾名思义，这一类型的TOS发生在外伤或者损伤之后。最常见的损伤类型包含锁骨骨折，可能引起胸廓出口内的神经和血管的继发损伤。创伤性TOS通常发生在损伤的同一侧。最常见的症状是颈肩部疼痛，可能伴随手臂、手部的力弱和麻木。

争议性TOS：这一类型的TOS是迄今为止最常见的。称其为"争议性TOS"（也被称作非典型性TOS）的原因的确存在争议。尽管一些专家认为它是一个真正的疾病并且频繁发生，其他人则认为其并非是真正的临床症状。争论性TOS最突出的症状包括疼痛、麻木以及力弱。然而，大量的临床检查通常未发现任何关于病因的根源性问题的客观证据，这就是为什么一些专家认为，这种疾病并不存在。人们已经提出的若干关于争议性TOS的根源性病因的理论，包括臂丛神经的损伤、先天异常和姿势异常。

真血管性TOS：这一类型的TOS涉及锁骨下动脉或静脉的损伤并且能通过表明区域的血流量减少的动脉或静脉造影而检查出来。症状可能有手部和手指的疼痛、麻木以及皮温低，也可能在手指上出现溃疡。真血管性TOS是一种罕见疾病，可能是由先天异常引起的。

症状

- 肩颈、手臂的疼痛、麻木感、刺痛感
- 手臂、手部的力弱、肿胀或皮温低
- 肩颈部疼痛可能会蔓延至上臂和前臂
- 辐射到手臂的疼痛
- 沿着前臂、手部以及小指的麻木、力弱
- 涉及枕叶或者眼眶区域的头痛
- 前胸壁疼痛（假性心绞痛）
- 手臂、手部肿胀
- 手部、手指皮温低
- 手部、手指发青
- 手部消瘦（萎缩）（出现在TOS严重的慢性病例中）

常见病因

- 研究已经表明TOS与需要提重物的工作有关系（举例来说，手提钻操作者、电工、木匠），也包括较长时间段保持同一固定姿势的职业（举例来说，秘书、电脑操作员、钳工）。

这两种都导致姿势异常。

- 外伤，例如锁骨骨折、肩部外、颈部过伸损伤（挥鞭伤）
- 先天异常（cervical rib and band syndrome），出现异常纤维肌束刺激或压迫臂丛神经
- 畸形姿势，例如塌肩或者肩下垂

诊断

以下情况，产生的症状和体征可能与TOS混淆，在TOS诊断前必须要排除：

- 腕管综合征
- 神经根受压导致的颈椎病

- 潘科斯特瘤（一种生长在胸廓入口的肺部肿瘤）
- 脊髓肿瘤
- 脊髓退行性疾病（例如，多发性硬化症、脊髓空洞症）
- 其他神经病变（例如，肘管综合征）
- 臂丛神经肿瘤
- 肩部的炎性疾病（例如，肌腱炎、关节炎）
- 复杂性局部疼痛综合征（例如，反射性交感神经失养症[RSD]）
- 血管病变（例如，动脉粥样硬化、血栓性静脉炎）

一些诊断性测试可能用在通过TOS的症状和体征评估患者。这些测试没有专门针对TOS的——其主要用来排除其他可能导致患者体征的病因。

- 胸部X光片
- 颈椎的核磁共振
- 臂丛神经的CT扫描
- 用于测量神经刺激下的肌肉反应的肌电图测试
- 神经传导检查
- 怀疑血流问题则使用静脉血管造影术

治疗

TOS患者治疗的目的包括减轻胸廓出口区域的神经或血管受到的压迫。

控制减少疼痛以及TOS的其他症状；提高患者整体的生活质量。大多数专家同意在管理TOS患者的第一轮治疗中采取保守的方法是，除非患者正在经历重大的神经病学损伤或者由于神经血管压迫导致急性血管功能不全，在这种情况下，手术可能是必要的。大约85％的TOS患者通过保守治疗能够得到改善，只有一小部分患者确实需要手术。

- 物理治疗
- 肌肉力量增强训练
- 拉伸、等长收缩训练
- 姿势训练纠正错误的姿势（肩下垂）
- 斜角肌和斜方肌的整骨推拿
- 热疗法和超声波
- 经皮神经电刺激（TENS）来控制疼痛

- 游泳，但一些专家建议避免仰泳和蛙泳
- 药物治疗
- 镇痛药和非甾体抗炎药
- （NSAIDs）来减少疼痛和炎症
- 肌肉松弛剂来控制肌肉痉挛
- 抗抑郁药对于TOS患并发抑郁的患者来说可能是必要的
- 斜角肌注射
- 局部麻醉剂、类固醇来减少疼痛
- 星状神经节阻断术可能会用于有RSD症状的TOS患者
- 外科手术

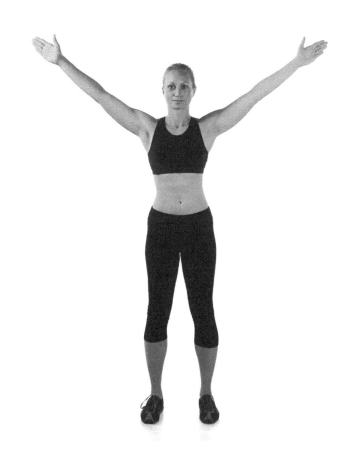

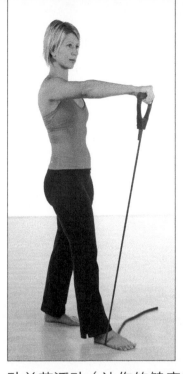

肩部康复

一旦感受到疼痛立即去看医生，你能大大提高快速彻底恢复的可能性，尤其是如果你正忍受着手部和手指的麻木或者经受着严重的功能丧失。

在开始任何康复之前，让医生对你的主动关节活动（主动关节运动的能力）和被动关节活动（让你的健康管理师活动你的关节的能力）做一个完整的评估。

在检查期间，医生会对比患侧和健侧并评估肩部疼痛的根源、病因和程度，以及活动和功能。他也会做一个肌力测试来确定涉及哪块肌肉。医生在确定一系列治疗之前可能要求做一个深入的检查，例如MRI。在医学检查后，你会得到指明受影响的区域以及损伤的严重程度的诊断。

三种损伤的常见分类是：

MILD—在这个阶段，医生可能推荐一个居家训练方案，包括矫正训练以及特定的牵拉。记住，你依然处于损伤状态并且二次损伤也很常见。不要莽撞地进行身体康复。

MODERATE—在这个阶段，可能建议采用被动的和轻柔的主动活动训练来预防冻结肩。推荐采用关节的保护性休息和控制疼痛的方式。

SEVERE—在这个阶段，经常推荐休息、冷疗和热疗以及活动训练。

疼痛管理的选择包括药物或注射。

预防进一步的损伤是关键。试图"坚持忍耐"疼痛以及轻视损伤只会延长康复的过程。避免相关运动，例如过顶运动、躺在患侧睡觉或者在患侧肩背包。肩功能的恢复应该兼顾损伤在局部和整体的效果，并且综合地治疗损伤以及整个身体。注意肌肉力量在最初的72小时制动后能够下降17%。下降的速度在接下来的五到七天会减慢，但是在六周的制动后肌肉力量会损失40%。制动的时间越长，软组织功能障碍和肌肉萎缩的可能性越大，就会导致康复时间的延长。

注意没有症状不意味着完全康复。仅仅治疗损伤而忽视整个人体会导致其他的损伤。在运动员中，30% ~ 50%的运动损伤与过度使用或者不恰当的训练技巧有关。一些研究已经表明这些损伤中27%是二次损伤，并且其中16%发生在重新运动的一个月内。

同样，记住两小时规则：如果你在一个训练后疼痛超过两小时，你需要将活动减少到不产生疼痛感的水平；如果你持续疼痛或者失去了活动能力，请尽快咨询医生。

一个有效的康复方案会同时训练大脑和躯体，这就是为什么在训练时需要用心。在如今的医疗健康管理中，物理治疗师通常没有时间完全处理需要彻底恢复的方方面面。这就是为什么自己在恢复完整功能中扮演了一个重要的角色。

治疗过程

一旦做出一个准确的诊断，医生会针对你的特定状况设计一个治疗方案。医生会在每一个步骤指导你，疼痛等级和活动成为衡量肩部不能做到某种程度的主要标准。

记住每个人有他自己的恢复时间是很重要的，疼痛的消失不是恢复正常活动的标志。同样，很多时候人们做出代偿性调整来弥补功能缺陷，这可能导致进一步功能失调。代偿性动作通常是不被接受的，因为这些动作可能沿着运动链向上或向下造成进一步的损伤。

康复目标发生在三个阶段：急性期、恢复期和功能期。

损伤的类型

了解损伤的原因在进行全面的康复过程中是很关键的。一些损伤是突然撞击的结果；其他则是长期误用、过度使用和滥用而导致的。一般而言，分为两种类型的损伤，宏观的损伤和微观的损伤。

宏观损伤是一种由特定事件导致的损伤。时间、地点以及损伤的原理通常非常清晰。单独的事件导致了一个以前正常结构在事件后突然明显变得不正常（例如，肩部分离）。

微观损伤是长期的、重复性损伤。这些损伤实际上由失调和不正确的身体力学连同重复性损伤身体局部引起的。慢性疾病、不像急性损伤，必须进行管理而不能快速解决。

保持肩部健康的生活小巧

· 保持正确的姿势。

· 每天轻缓活动肩部、手臂几次。

· 避免颈肩部受寒。保持关节区域温暖—温暖的关节不太容易受伤，也比寒冷僵硬的关节运动反应更好。分层穿衣可能有帮助。

· 当躺在一侧睡觉时，患侧手臂放在上方并用一个枕头支撑。

· 避免限制性的配饰放在肩部（例如，双肩包或者重的钱包）。

第一阶段：急性期

急性期重点在防止进一步损伤，减少损伤的症状，并加速愈合过程。医生应该监督这一阶段的康复。

第一阶段的目标是：

- 疼痛管理
- 保持活动
- 保持神经肌肉控制
- 防止肌肉萎缩

进入第二阶段的标准是：

- 疼痛得到控制
- 组织愈合
- 接近正常的关节活动
- 对力量训练的耐受性

第二阶段：恢复期

这个阶段可以通过私人教练或者自己完成适应性健身——只要保持在训练的范围内并且遵照医生提出的方案。在这个阶段，许多人会出现二次损伤，所以要小心。

第二阶段的目标是：

- 避免进一步的损伤和疼痛
- 恢复上肢力量和肌肉的平衡与稳定
- 培养肩部的灵活性
- 提高神经肌肉的控制和协调
- 进展到下一个阶段的评估

进入第三阶段的标准是：

- 没有疼痛
- 彻底的组织愈合
- 几乎全范围的活动
- 相比于健侧几乎正常的力量（75% ~ 80%）

第三阶段：功能期

　　这个阶段可以通过私人教练或者自己完成适应性健身——只要保持在训练的范围内并且遵照医生提出的方案。一旦你恢复完整的功能，评估可能会导致出现问题的状况并适应你的生活方式以及行为。通过保持理智，遵照医生的建议并参与这本书中的训练，你会降低出现二次损伤的概率。

第三阶段的目标是：

- 学习适当的训练技巧的重要性
- 学习如何训练稳定肌群，学习正确的姿势，改变生活方式来预防未来的损伤
- 增加肌肉力量和耐力为工作和运动的要求做准备
- 提高各方向的活动
- 开始运动转向训练以及日常生活的功能训练
- 评价是否准备好了重新回到积极活跃的生活方式

判断你是否达到恢复完整功能的标准是：

- 没有疼痛
- 完全无痛的全范围活动、灵活性
- 与健侧相同的力量
- 正常的身体力学

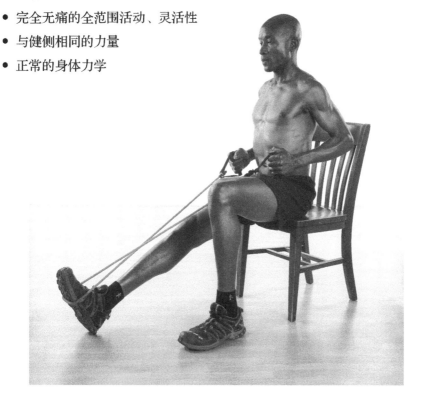

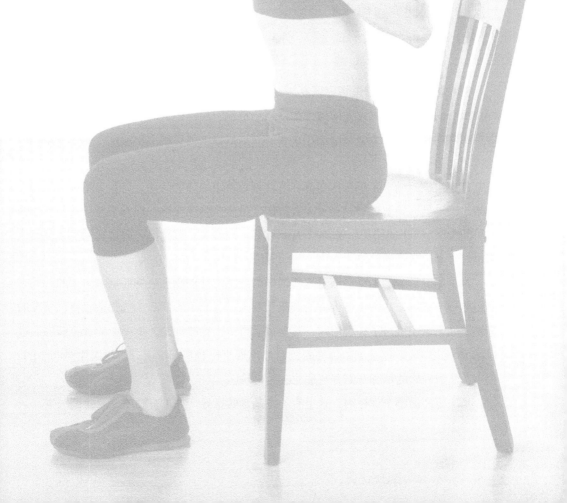

第二部分

预防与
训练方案

预防（二次）损伤

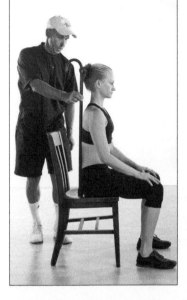

我们都很熟悉一句话："一盎司的预防比一磅的治疗更有价值。"我们都知道预防疾病是一个明智的决定。这个概念是说保护肩关节就像在维护汽车，无论常规的更换润滑油还是调整发动机。预防性维护能够预防损伤或者昂贵的修复。不幸的是，当它发生在我们的身体上，却常常被忽视了。

假设你已经从肩部损伤中恢复了，或者正在恢复到全功能的过程中。保持主动提供最好的防护，抵御再发的肩部损伤。一种预防肩部损伤的方法是问医生怎样恰当地使用热疗和冷疗。大多数医生建议湿热疗法放松关节，接下来通过主动热身增加活动，活动后进行冷疗。

你也应该开始一个综合的肩部训练计划和特定的伸展运动。尽管力量训练是一件好事，但过量会导致过紧并且可能会损伤。虽然拉伸是好事，但太多会导致关节松弛并可能会引起二次损伤。记住越多并非越好！约瑟夫·普拉提（普拉提运动之父）认为最好"牵拉紧张的部位，强化松弛的部位。"

本书第三部分的训练是通过回顾最好的肩部治疗训练出版物而摘录出来的。将本书视为一个菜单，从中（咨询你的健康管理师或者简单的试验）选择适合自己情况的训练。如果已经进行了物理治疗，甚至可能辨认出这些训练。本书中的训练能够通过主动的方式完成，但是如果你注意到自己出现了一些肩部障碍，告诉医生是明智的。否则，从最轻缓的训练开始并从那儿开始进阶。

当决定要做哪个训练时，这里有一些基础的指导。如果有疑问，请咨询医生。

如果有慢性的、反复发作的肩部不稳，询问医生你是否能够做：

- 等长训练来增加内外侧肌肉
- 拉力器训练

（可能需要戴保护装置来限制肩部活动。）

如果已经出现肩部撞击综合征，你应该：

- 再学习正确的身体力学
- 加强肩袖肌肉
- 加强下肢来减少投掷时肩部的压力

（对导致事件的原因保持警惕。如果已经超过40岁，要格外小心。

若有必要使用RICE（休息、冰敷、加压、抬高）

如果已经患有滑囊炎，你应该：

- 避免过度使用
- 保持灵活性

如果有关节炎，你应该：

- 避免过度使用
- 平衡力量训练与柔韧性训练

你也会在第43页找到常见运动的示例方案。

姿势对预防损伤的作用

很多人知道不正确的姿势能够导致后背疼痛，同样姿势在肩部健康中起着重要的作用。例如，圆肩、头前倾姿势（想象乌龟）常见于常游捷泳、自由泳而不加强拮抗肌群、牵拉胸部肌肉的人。

胸部柔韧性下降，为肩部问题埋下了伏笔。专家现在解释如果一个身体部位的对线不好，过度使

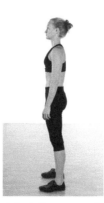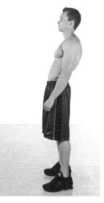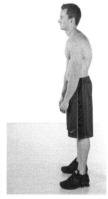

良好姿势：耳朵，肩部，臀部以及踝关节都在一条垂直线上

错误姿势：腰部曲度过大（脊柱前凸）

错误姿势：背部曲度过大（驼背）

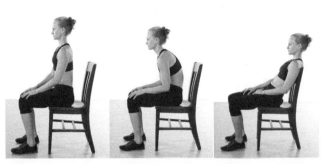

左侧：恰当的坐姿，耳肩部和臀部在同一条垂线上。中间和右侧：不恰当的坐姿

用或者损伤，它会沿着运动链影响到其他部位的力学。

看上页良好姿势的图片。注意她的耳朵、肩部、臀部以及踝关节是处在同一条垂直线上的。在这个对准中的任何偏差都能导致大量问题，从肩颈部问题到腰部疼痛。当然，很多因素，例如伏案工作、坐在狭窄的飞机座椅上以及修理汽车，会挑战你保持良好姿势的能力。这就是为什么每天应该评估几次你的姿势。

包括训练和康复。见下页图，当肘部、手部在黄色区域时，肩部会有中等程度的压力；在这个区域里要小心谨慎。当达红色区域时，肩部承受的压力最大，这时最不稳定也容易受到损伤。避免做这件事最简单的方法是后背抵墙站立，跟部离墙不能超过6英寸，臀部靠在墙上，然后试着把上背部以及颅底靠在墙上，保持下颌向下。如果一个姿势不当，开始时仅仅把臀部靠在墙上；随着你的进步，花时间试着把上背部贴在墙上最终试着把头部靠在墙上。一些年龄较大的人有一些不当的姿势，如从来不能把头靠在墙上，要从今天开始训练不要让它太晚。练习恰当的姿势会减少身体从头到脚各部位出问题的概率。

绿色、黄色、红色的区域

人们经常伤到肩部，原因在于不注意自己是怎么使用它的。

如果之前已经有肩部损伤，尤其应该注意。一个通常会引起肩部问题的动作是够得太远超过了"安全"区域。通过注意绿色、黄色、红色区域的概念，可以预防进一步的肩部损伤。这些区域涉及三种肩部、手臂的运动：打开手臂（外展），向前举起手臂（屈曲），以及向后伸手臂（伸展）。注意每个手臂、肩部可能有不同的舒适区域并且这会改变手部的位置（例如，手掌翻转，使得手心朝前），会影响一侧或双侧的肩部活动。

大多数人能做到绿色区域的活动。绿色区域给予肩部压力最小，并且足够做任何活动。

注意红色区域的动作，尤其是肩部有损伤的情况下。

当外展手臂时判断你的区域，从后背抵墙站立的姿势开始。

1. 手心相对向前举起手臂到肩部的高度。现在分开两手臂到刚好看不见手掌的位置。出现疼痛了么？如果没有，这是你的绿色区域—可以做这个区域的大多数动作并不会受到损伤。

2. 现在伸展手部到靠墙的位置。出现疼痛了么？这是黄色区域—这是很多人出现紧张的位置。无论你是否感受到紧张，都应该注意这个区域。

3. 红色区域是你的后面，例如没有旋转身体能够到汽车后座的时候。

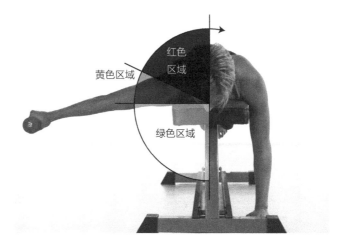

肩部外展区域

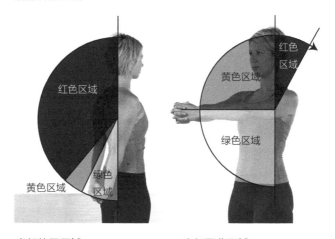

肩部伸展区域　　　　　　肩部屈曲区域

在手臂向前活动时判断你的区域。（肩关节屈曲），从手臂在体侧的站立位开始。

1. 手心相对向前举起手臂到肩部的高度。这个区域肩部活动很灵活是你的绿色区域。

当手臂举得超过肩部高度时，可能有限制感。这是你的黄色区域。

2. 超过头部的位置是红色区域

手臂向后运动时判断红色区域（肩关节伸展），从手臂在体侧的站立位开始。

1. 手臂伸直缓慢向后活动3 ~ 4英寸（约10厘米）。肩部感觉相对较舒适这是你的绿色区域。

2. 黄色区域和红色区域的区别很小，所以手臂向后向上活动时任何时候都要很小心（例如抓上背部）。

该做的与不该做的

以下这些该做与不该做的事项能够大幅度减少肩部损伤。

该做的事

- 分离和减轻负荷
- 抓举重物时要靠近身体
- 在任何重复性的运动时要经常进行休息
- 正躺或侧躺压健侧肩部，在手臂和身体之间垫一个枕头。注意肩部和身体保持在一条线上。你可能也要把患侧手臂放到枕头上保持放松。
- 带一个腰包或者把包的带子挎过身体和健侧，或者把负重转移到身体和肘部之间。
- 当做一些集中使用肩部的活动时，例如扫地或者使用吸尘器，通过移动脚步来移动整个身体保持手臂收在身体两侧。小步走并且保持后背挺直。
- 使用便宜的"够物器"或者抓取设备来保护肩部。
- 练习良好的姿势。
- 重新布置工位。
- 交替使用手臂来背公文包或者手提包。
- 密切注意头部和上背部在工作或者日常活动中的姿势。
- 确保坐在书桌旁或者工位旁时没有给手臂太多负荷。

不该做的事

- 不要重重倒下并让肩部反向超前。
- 不要长时间在手臂过顶的姿势下工作。
- 不要举太重的物品。
- 当手臂向外打开时不要让手部超出视线。
- 捡东西的时候不要向前或向后够太远。
- 不要工作超过15 ~ 20分钟都不休息肩膀。

- 不要压着患侧睡觉。
- 不要把包带或者其他重物挂在患侧。
- 阅读或者看电视的时候不要用患侧支撑自己。
- 不要靠在车门窗户的平台上休息。
- 不要把包或者钱包背在肩上。
- 在不经常参与的活动中不要活动过度。热身后再玩。

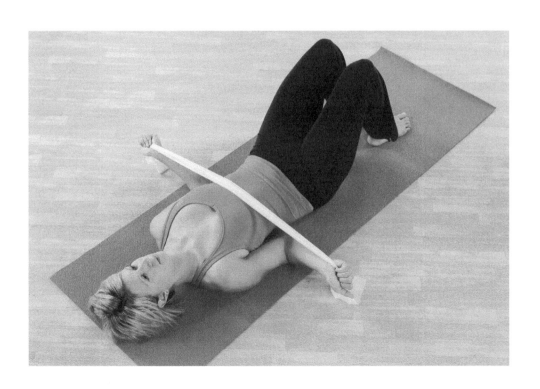

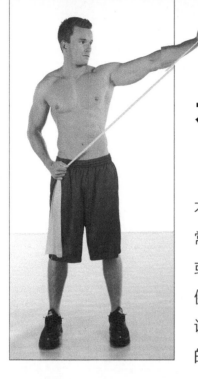

有争议的训练

每个人都知道活动身体对自己有好处。不幸的是，在积极寻求健康的过程中，经常伤到自己，原因在于遵循了过时的原则或者错误的假设。

健身行业已经有了很大的发展，但是有些训练已经存在了很久，似乎质疑这些训练的效果都是一种失礼。

许多人受到炫目的商业信息的轰炸，并且名人代言误传了实际训练效果。成功的教练创造了成功的团队，但也传递了错误的神话。通常，训练方法被采纳后，是基于轶事信息而不是科学得以制度化。这里讨论的大多数有争议的训练，做一次或两次并不会马上造成严重伤害，甚至不会造成伤害。问题是逐渐累积起来的，并且会随着时间的推移逐渐显现出来。人体是有复原性的，但如果不断被误用和滥用，运动不当的负面影响就会在以后的时间里显现出来。

专家指出至少90%的运动项目都存在有害的练习，而这些有害的练习也有价值。判断训练是否恰当的关键是其风险利益比是否合适：这个训练的害处比益处多吗，是否还有更安全有效的方法来实现预期的结果？简单的例子是传统的仰卧起坐、屈膝两头起、深蹲对抗弓箭步。

当参与一个健身计划时，问自己以下的问题：

- 为什么做这个训练？
- 这个训练的益处是什么？
- 这个训练的风险是什么？
- 做这个训练时感觉如何？

- 做完这个训练后有什么感觉?

- 做其他的运动可以得到同样的益处吗?

如果这些问题的答案是负面的,寻找其他的训练。如果教练没有注意到上述事项,找其他教练。同样地,如果碰到了观念落后的教练(例如下面提到的)或者更甚,说"没有疼痛就没有收获"。快跑!当前主张"没有疼痛就没有收获"的观念是极愚蠢的。了解身体的感受——倾听并留心它在说什么。

不要对训练自满,尤其是如果有损伤的情况下。锻炼时记住正确的身体力学姿势。以及运动时与身体联系起来至关重要。这涉及注意在做什么以及训练对身体有什么影响。不要在训练的时候播放音乐,因为这很容易会忘记状态。一旦肌肉记忆中有了这动作,就可以使用音乐了,但是依然要关注状态。

记住:只有完美的训练才能制造出完美!想想 Perfect Posture,也就是完美的姿势。损伤预防的关键是理智训练,不要过量。任何成为常规的训练,都会给投资反馈最大的回报。

当你选择一项活动、一个训练以及一种器械时同样要小心。问问自己下列的问题:

- 安全吗?

- 这个动作使目标肌肉工作了吗?

- 益处超过风险吗?

- 这个动作的生物力学正确吗?

- 这个训练和其他训练有关吗?

- 感觉如何?

- 对关节有害吗?

- 需要花太多时间去做吗?

- 是否完成了想要实现的内容?

任何训练做得不正确都可能造成问题,但是一些常见训练比其他的风险更大:

1. **高位下拉**:当把杆拉到颈后或完成太快,并且拉到远低于下颌水平的位置时。

2. **硬推**:在头、颈后完成。

3. **仰卧飞鸟和俯卧飞鸟**:手臂极度分开完成(即,在黄色或红色区域)。

4. **卧推杠铃或者哑铃握得太开或者肘部下降得离凳子下方或者后方太远。把手放到一个越自然的握姿,肩部的压力越小。

5. **侧举以及前举**：完成过快或者举得超过了肩的高度。

6. **直立划船杆**：拉得太高。

7. **耸肩**：当在一个不恰当的握的宽度上完成时（太宽或者太窄）或者当肩部转向前并且下降太快时。耸肩在一个舒适的宽度下进行是可以的。

8. **弯举用直的杠铃完成动作**：作为替代，使用一个中间的握姿。在做弯举时哑铃会是一个更好的选择。

9. **三头肌训练**：使用器具完成或者使用了别扭的姿势（例如，法式弯举）。

10. **宽握引体向上和头后引体向上**。

11. **水中训练**：复制了不当体重训练的器械或动作。尽管通常来说水下训练很好，并且冲击小，但不好的生物力学以及训练不良的教练课程会伤到自己。在水中3S决定阻力：物体的尺寸、运动的速度以及物体的形状。

注意
除肩部以外的高风险区域，包括膝、颈、腰、臀和踝。当进行训练时要尤其注意这些区域。

12. **俯卧撑**太宽或者用了会损伤肩关节方式。俯卧撑手撑在中间位置是最好的。

13. **双杠臂屈伸做得太低太快**。

注意上述事项，以避免颈腰肩出现问题。

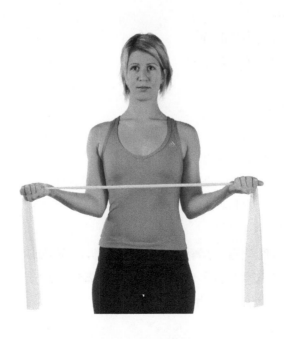

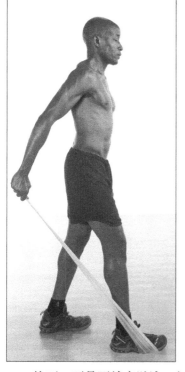

设计一套肩部动作

从阅读本书开始，你已经了解了肩部令人惊奇的灵活性以及易受伤的区域。对肩部有消极影响的活动范围甚至可能令人沮丧。

然而，不是要放弃游泳、打网球，或者粉刷厨房，可以继续令人愉悦的事情，通过训练保持好的健康状况。每天给肩部做一个简单的TLC，会取得巨大的回报。

第三部分重点介绍了一些旨在帮助您从伤病中恢复或保持肩部健康的训练。每个动作、每组训练都经过医生的验证。

若处在康复的早期阶段，为了达到最好的效果应该严格遵循医生的建议。不管医生建议的训练是否在本书中，都无所谓。如果已经完全康复并且得到了医生的认可，继续挑选出医生要求的训练，定期变更下。

有这本书的益处是可以拿去询问医生希望着重做的训练和需要避免的训练。记住对每个人来说没有完美的训练，也没有完美的训练方案。在功能性上，一切都应该符合你的特定需求和个性化。这本书可以成为一个活动的文档，允许适当地监控、添加和删减训练。

选择的训练应该是特定的，目的明确的，并且以目标为导向的，方案中的每个动作都应该能够带来更加独立、正常的功能。

肩部功能性训练应该遵循以下顺序：

- 从大肌肉到小肌肉
- 从简单动作到复杂运动
- 从静态动作到动态运动
- 从慢速运动到快速运动

- 从单一平面的运动到多平面的运动
- 从小力量的运动到大力量的运动
- 从双侧手臂的运动到单侧手臂的运动
- 从稳定平面的训练到挑战不稳定平面

如果处于康复过程中，反复试验是最好的。开始时动作缓慢一些，包括一些基本的主动活动和拉伸以及一些纠正性训练。如果症状加重，立即停止训练并且咨询医生。

如果不存在肩部问题，遵循下列方案：

拉伸

- 初阶：每个拉伸保持10～15秒。
- 高阶：每个拉伸保持1分钟。

主动活动

- 初阶：开始时重复5次（次数）。
- 高阶：逐步发展到15次，接着进阶到另一个无痛的训练。

和平时一样，记得要先热身并且要追求运动的质量而不是数量。在进入下一阶段前，应该能够准确地掌握前一阶段的技能。仅仅因为感到无聊而进阶太快，会提高二次损伤的可能性。

治疗训练不会每次都增加负荷或者延长拉伸时间，在这种情况下，越多并不意味着越好。

无论现在是否已经存在损伤，如果有疼痛症状，例如麻木或刺痛的加重，不要继续做这本书中的任何训练并咨询医生。用医生的建议代替这本书中的信息，因为医生

注意

早期介入诊断能够不让问题扩大化

- 保持训练和适当休息之间的平衡。
- 平衡训练量和训练强度。
- 知道活动度。每个人都有独特的肩部活动度——了解自己的安全范围。一个人的范围可能换另一个人会引起疼痛。
- 了解哪些训练虽然适合肩部，但是风险高。
- 永远要做正确的训练。
- 学习不同的方法交叉训练，避免过度使用综合征。不要每天用同样的方法过度训练同一块肌肉（例如，每天游泳）。

- 总是训练肩部小的稳定肌群。大多数人关注"外显的"肌肉而忘记了这些小肌肉群的重要性。
- 了解活动中太多速度运动可能带来的危险。
- 理智训练，不要过量。太多量加上不正确的执行等于伤害。
- 了解怎样组合次数，并增加益处，减少风险。
- 学习怎样为活动做准备，无论是季前赛训练或比赛前的关节准备。
- 学习如何适应训练，包括增强肌肉训练的概念、缩短训练周期以及开链运动对比闭链运动。

最熟悉具体情况。

调整方案案例

　　这个部分着重介绍了肩部的几个运动和日常活动方案，包括常见的整体调整方案。若没有疼痛，找到适合的方案并每天做；每天拉伸并每周做2～3次的调整训练，这样交叉训练可能也会得到很好的效果。做任何训练之前，记住对关节区域做热身。热身与拉伸不同，热身是一个简单的能够提高肌肉温度使关节更加柔软的运动。紧绷的肌肉、韧带和肌腱更容易受到损伤。

　　判断做多长时间的拉伸或者做多少次是根据个体决定的。没有一个神奇的公式适用于每个人。每个人会产生不同的反应，老话讲"疼痛会成为你的向导"在肩关节的治疗中非常适用。

　　避免过度使用；并非越多越好。底线是肩部会告知能够多高、拉伸多长，以及拉伸多长时间。

　　然而，若目前不存在肩部问题，可以遵循第40页方案的基本规则。一些方案建议通过弹力带或者哑铃增强训练。如果已拥有但只有其中一种，用手上已有的器械即可。

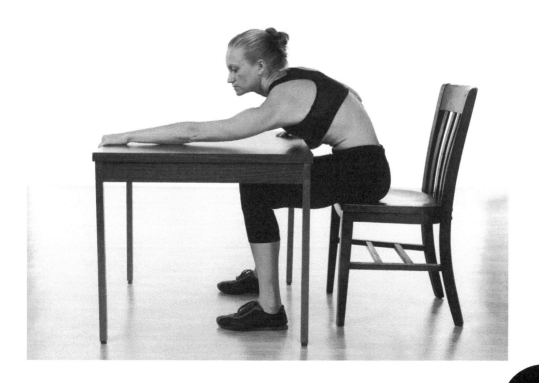

常用训练

这个方案旨在给肩关节提供整体健康。做这些训练不会练出巨大的肌肉或者极度的灵活性；保持住肩部良好的功能状态并预防突发事件的损伤。

这个方案可以很容易地整合到日常训练中。

这个训练应该在热身后或者训练后完成。

拉伸	页数	训练
	67	贴颈式
	70	拉手臂
	100	墙角拉伸
	118	肩胛骨回缩

初阶：保持10～15秒　　　　　高阶：保持1分钟

主动运动	页数	训练
	61	肩部转动
	62	碰肘
	132	托盘式
	133	弹力带内旋训练

初阶：从5次开始　　　　　高阶：逐渐达到15次

棒球／垒球

肩袖损伤以及肩部撞击是投掷类运动中最常见的肩部问题。棒球投手相对于投掷的垒球投手因力学机制引发肩部问题的比例更高。

另外，在这两项运动中做大量重复性内场工作的内场手也都存在出现肩部问题的风险。为了预防损伤，应在赛季前花一定时间进行投掷练习，让身体做好准备。

拉伸

	页数	训练
	67	贴颈式
	68	越过头顶拉伸
	101	胸部拉伸（门口）

初阶：保持10～15秒　　　　高阶：保持1分钟

主动运动

	页数	训练
	57	手臂摆动（向前和向后）
	127	前举
	128	侧举
	130	弹力带T字训练
	133	弹力带内旋训练
	134	弹力带外旋训练
	142	哑铃肩部后伸
	143	哑铃空罐训练

初阶：从5次开始　　　　高阶：逐渐达到15次

篮球

尽管下肢损伤在篮球运动员中更常见，当运动员不注意时肩部问题也会突然出现。尤其是短时间内投篮次数过多可能导致肩袖肌腱炎。

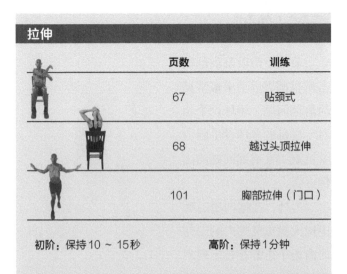

拉伸

	页数	训练
	67	贴颈式
	68	越过头顶拉伸
	101	胸部拉伸（门口）

初阶：保持 10 ~ 15 秒　　　　高阶：保持 1 分钟

主动运动

	页数	训练
	57	手臂摆动（向前和向后）
	127	前举
	128	侧举
	144	俯卧飞鸟
	133	弹力带内旋训练
	134	弹力带外旋训练
	142	哑铃肩部后伸
	143	哑铃空罐训练

初阶：从 5 次开始　　　　高阶：逐步到达 15 次

足球

足球运动中肩部脱位很常见。赛季前的调整应该由加强肩关节，以及尽可能保证关节稳定性和支持性的训练组成。

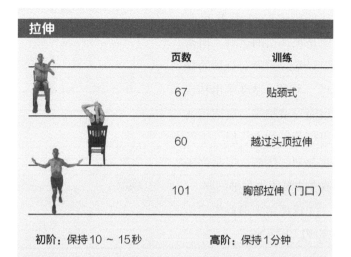

拉伸		
	页数	训练
	67	贴颈式
	60	越过头顶拉伸
	101	胸部拉伸（门口）

初阶：保持10~15秒　　　　高阶：保持1分钟

主动运动		
	页数	训练
	57	手臂摆动（向前和向后）
	141	哑铃前举
	128	侧举
	144	俯卧飞鸟
	133	弹力带内旋训练
	134	弹力带外旋训练

初阶：从5次开始　　　　高阶：逐步到达15次

高尔夫

高尔夫可能看起来像是很绅士的运动，但是当经常玩或没有合适的技巧，可能因过度使用和误用而导致损伤。肩部损伤出现的不如背、肘、手及腕部问题频繁，但是许多高尔夫球手有肩袖问题。

玩高尔夫前首先应该完成以下活动：

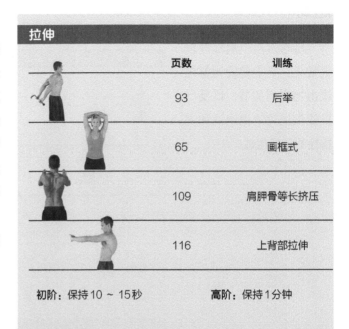

拉伸		
	页数	训练
	93	后举
	65	画框式
	109	肩胛骨等长挤压
	116	上背部拉伸

初阶：保持10 ~ 15秒　　　　高阶：保持1分钟

主动运动		
	页数	训练
	58	手臂摆动（横过躯干）
	60	肩部拳击
	72	碰肘（仰卧位）
	74	直臂拉伸
	87	肩胛骨"拍击"
	88	泡沫轴I字、Y字以及T字训练

初阶：从5次开始　　　　高阶：逐步到达15次

曲棍球

大多数因曲棍球遭受的损伤来自直接的外伤，无论是跌倒还是运动员的碰撞。膝、手以及腕部的损伤最常见，但是运动员也会遇到肩分离、脱位等损伤。最好的预防是增强肩部肌肉以及保持灵活性。

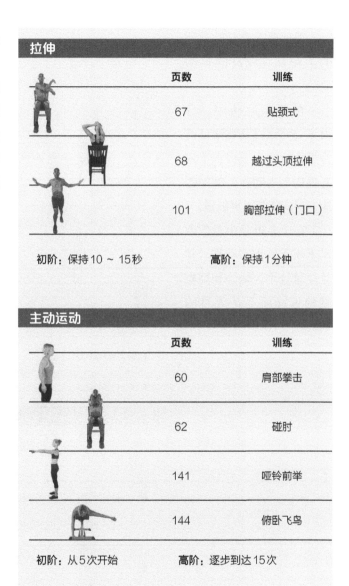

拉伸

	页数	训练
	67	贴颈式
	68	越过头顶拉伸
	101	胸部拉伸（门口）

初阶：保持10～15秒　　　　高阶：保持1分钟

主动运动

	页数	训练
	60	肩部拳击
	62	碰肘
	141	哑铃前举
	144	俯卧飞鸟

初阶：从5次开始　　　　高阶：逐步到达15次

游泳

任何要求重复性过顶的运动都有较高的损伤风险。

在游泳运动中，自由泳、仰泳以及蝶泳目前是最危险的。采用水下恢复性的划水动作，例如蛙泳，对肩部来说更舒适。

在康复过程中考虑做水下恢复性划水动作，并且注意技术、腿法和高质量的训练而不是大量的训练。

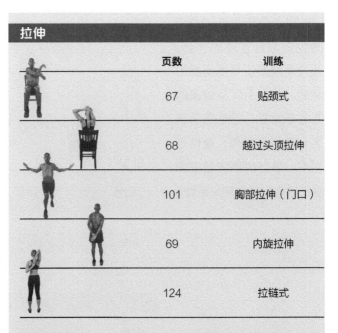

	页数	训练
拉伸		
	67	贴颈式
	68	越过头顶拉伸
	101	胸部拉伸（门口）
	69	内旋拉伸
	124	拉链式

初阶：保持10～15秒　　　　高阶：保持1分钟

	页数	训练
主动运动		
	60	肩部拳击
	62	碰肘
	129	肩部后伸
	134	弹力带外旋训练

初阶：从5次开始　　　　高阶：逐步到达15次

网球

打网球要求灵活性和力量。网球发球依靠肩关节做高速活动。

这个组合为滑囊炎和肩袖损伤留下了隐患。反手抽击也会使肩关节转到一个很别扭的角度。

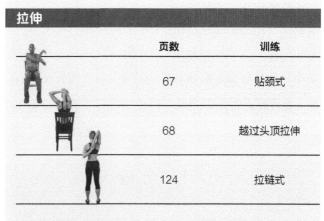

	页数	训练
拉伸		
	67	贴颈式
	68	越过头顶拉伸
	124	拉链式

初阶：保持10～15秒　　　　高阶：保持1分钟

	页数	训练
主动运动		
	58	手臂摆动（横过躯干）
	114	空罐式
	132	托盘式
	129	肩部后伸
	131	剑士式
	134	弹力带外旋训练

初阶：从5次开始　　　　高阶：逐步到达15次

排球

发球和扣球的排球运动员比二传的损伤风险更大。同样，由于在这项运动中，运动员在不断地扑球，也可能造成肩部脱位。

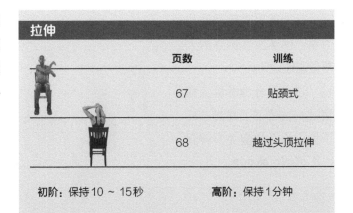

	拉伸	
	页数	训练
	67	贴颈式
	68	越过头顶拉伸

初阶：保持10～15秒　　　　高阶：保持1分钟

	主动运动	
	页数	训练
	130	弹力带T字训练
	139	弹力带Y字训练
	131	剑士式
	78	交通指挥式
	143	哑铃空罐训练

初阶：从5次开始　　　　高阶：逐步到达15次

摔跤

摔跤使运动员产生较多的撞击从而可能导致脱位。此外，摔跤手的手臂通常置于或者被动处于一个肩关节过度外展的不自然的姿势。摔跤手需要足够强壮、力量以及灵活性来避免在被人拉扯时受到损伤，所以应提前进行这些训练。

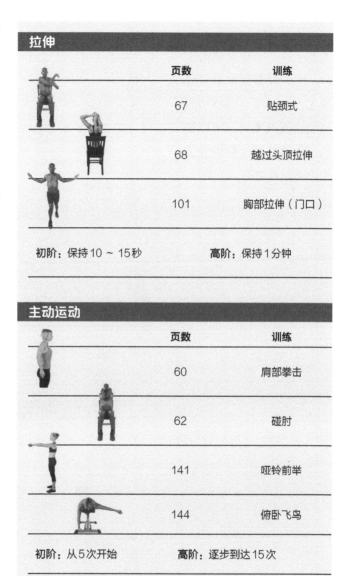

拉伸		
	页数	训练
	67	贴颈式
	68	越过头顶拉伸
	101	胸部拉伸（门口）
初阶：保持10～15秒		高阶：保持1分钟

主动运动		
	页数	训练
	60	肩部拳击
	62	碰肘
	141	哑铃前举
	144	俯卧飞鸟
初阶：从5次开始		高阶：逐步到达15次

建筑工作

在建筑工作中，工人的身体经常也是他的工具。工人经常要做很多过顶工作，出现肩部损伤的可能性逐渐增大。所以他们应该要特别注意做些工作中不做的训练。

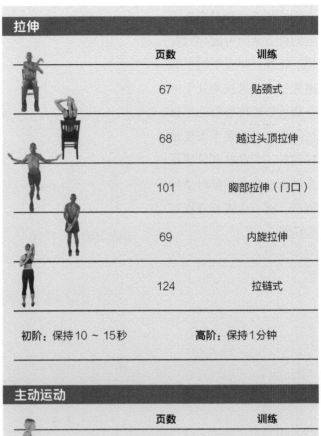

	页数	训练
拉伸		
	67	贴颈式
	68	越过头顶拉伸
	101	胸部拉伸（门口）
	69	内旋拉伸
	124	拉链式

初阶：保持10～15秒　　　　高阶：保持1分钟

	页数	训练
主动运动		
	60	肩部拳击
	62	碰肘
	142	哑铃肩部后伸
	134	弹力带外旋训练

初阶：从5次开始　　　　高阶：逐步到达15次

办公室/伏案工作

　　尽管整天坐在办公桌前不是很费力，但会把身体长时间置于一个很别扭的姿势。注意是否弓腰做文书工作或者在不正确的力学下移动鼠标，常见现象是肩部疼痛、颈部拉伤以及腕管综合征，所以记住每个小时站起来，拉伸几分钟并且注意保持正确的姿势。

拉伸

	页数	训练
	67	贴颈式
	68	越过头顶拉伸
	101	胸部拉伸（门口）

初阶：保持 10 ~ 15 秒　　　　高阶：保持 1 分钟

主动运动

	页数	训练
	57	手臂摆动（向前和向后）
	127	前举
	128	侧举
	130	弹力带 T 字训练
	133	弹力带内旋训练
	134	弹力带外旋训练
	142	哑铃肩部后伸
	143	哑铃空罐训练

初阶：从 5 次开始　　　　高阶：逐步到达 15 次

设计一套肩部动作

肩部控制训练

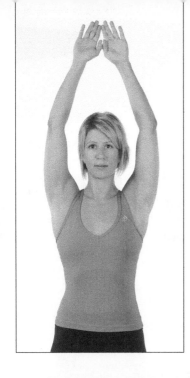

训练

这一章的训练根据进行这项训练的位置或者其他目的分组。例如，站姿下完成的训练分为一组。通常，训练是从易到难排列的。尽管每个训练的目的都是重建受损的肩部，建议双侧都做训练来预防另一侧肩部也受到损伤。

当开始恢复时，你要成为自己的私人教练。好教练的目标之一是不要损伤。作为一个好教练，要理智训练，不要过量。避免任何会使肩部恶化的活动。疼痛是身体提示你身体内部有一些事情正在发生。

永远不要用药物或者乳剂来掩盖疼痛。为了避免二次损伤以及不必要的疼痛，要通过适当的形式进行运动。

两小时原则

如果身体在运动后疼痛超过两小时，说明训练过度，需要休息，直到找到一个无痛的训练方式。如果怀疑有再发性损伤，尽快和医生预约进行后续的检查。和医生聊一聊需要何时、怎样对受影响的部位做热疗和冷疗。

被动与缓和的运动

开始这些动作之前，通过洗个热水澡或用温湿包使肩部彻底热起来。第一步要咨询一下医生如何使肩部热起来。对局部应用热疗时一定要谨慎，避免灼伤。

手臂摆动（向前和向后）	肩部

目标 增加屈伸活动度

起始姿势 将未受影响的手臂放在桌子或者其他稳定平面上作为支撑，并且弯下身体。

起始姿势

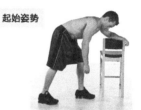

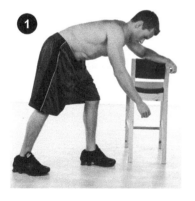

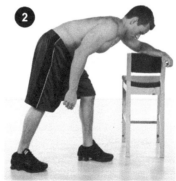

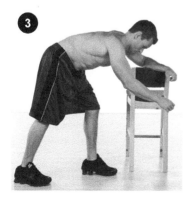

1~2 在前后方向上沿着身体的一侧轻柔地摆动受影响的手臂。放下手臂时要用肩部的肌肉，而不是手臂本身的重量。

3 如果没有出现疼痛，轻微地加大摆动幅度。

换另一侧重复动作。

> **变化：** 为了增加额外的拉力，可握一个哑铃。

目标 扩大内收外展的幅度。

起始姿势 将未受影响的手臂放在桌子或者其他稳定平面上作为支撑，并且弯下身体。

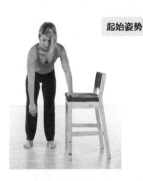

起始姿势

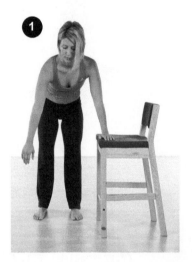

①

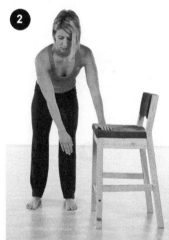

②

1~2 轻柔地横过身前左右摆动受影响的手臂。放下手臂时要用肩部的肌肉，而不是手臂本身的重量。

3 如果没有出现疼痛，轻微地加大摆动的宽度。

换另一侧重复动作。

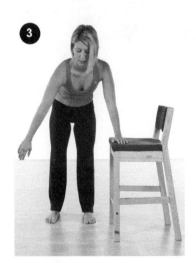

③

变化： 为了增加额外的拉力，可握一个哑铃。

目标 增加运动的范围。

起始姿势 将未受影响的手臂放在桌子或者其他稳定平面上作
为支撑，并且弯下身体。

起始姿势

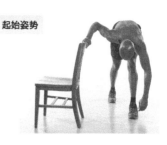

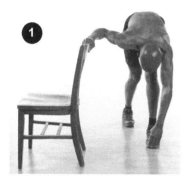

1~2 受影响的手臂沿顺时针方向轻轻摇
摆划小圈。放下手臂时要用肩部的
肌肉，而不是手臂本身的重量。

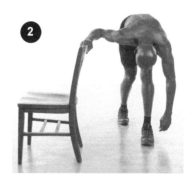

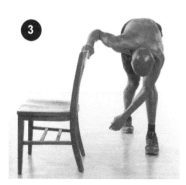

3~4 如果没有出现疼痛，轻微地加大
（所划的）圈的大小。

手臂沿逆时针方向轻轻摇摆划小圈，换另一个
方向重复动作。

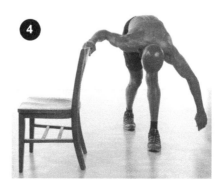

肩部拳击   斜方肌

目标 提高灵活性并为体育运动做好肩关节的准备。

起始姿势 用正确的姿势站直。

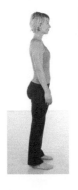
起始姿势

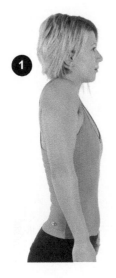

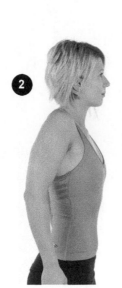

1 通过鼻子深吸气，并慢慢耸肩到耳朵的位置。

2 将肩部向后拉并且将肩胛带挤在一起并向下（运动）。

3 通过口呼气，降低肩部回到初始位置。

根据需要重复动作。

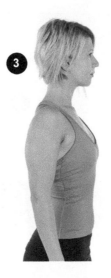

目标 肩关节热身。

起始姿势 用恰当的姿势坐在稳定的椅子上。通过鼻子缓慢深吸气。

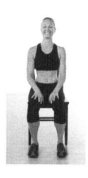

起始姿势

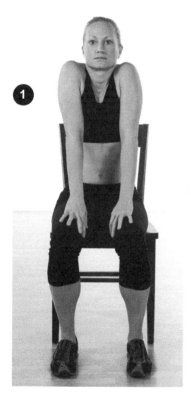

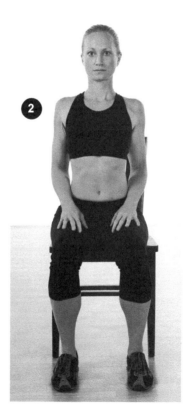

1 将肩部转动向前，尽量把肩部碰在一起。

2 将两侧肩胛骨挤在一起将肩部移向后方并打开胸部。

根据需要重复动作。

变化： 站姿下进行这一训练。

训练

目标 肩关节热身。

起始姿势 用一个恰当的姿势坐在稳固的椅子上把左手搭在左肩，把右手搭在右肩。

起始姿势

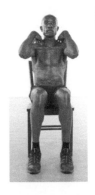

1 慢慢地把肘部放到身体前侧。

2 肘关节向外同时把肩胛骨挤压在一起。保持一会儿，注意打开胸部。

肘部回到起始姿势。

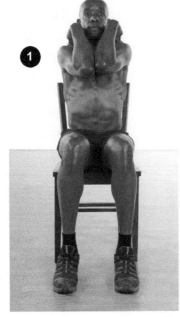

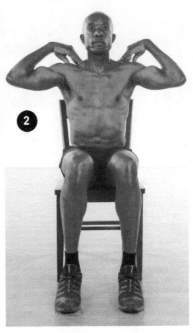

变化： 站姿下进行这一训练。

目标 提高肩带的灵活性。

起始姿势 用一个恰当的姿势坐在一个稳固的椅子上。把双手扣在头后。

起始姿势

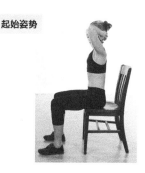

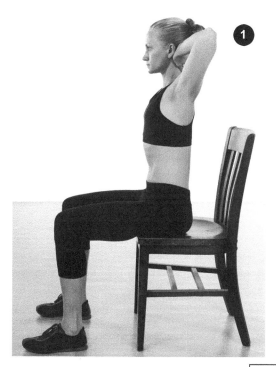

①

1 缓慢把肘部移向后方，同时把肩胛骨移向一起。

注意打开胸部并且收紧上背部肌肉。到达舒适的位置并且保持一会儿。肘部回到起始姿势。

回到起始的姿势。

根据需要重复动作。

变化： 同伴可以通过轻柔缓慢地把肘部向后帮助扩大拉伸幅度。当同伴帮助拉伸时要格外小心。

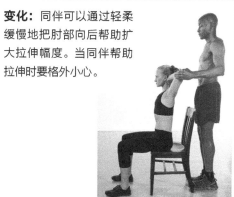

目标 提高肩部的活动性。

起始姿势 双脚分开且距离与肩同宽站立，左手放在左肩，把右手放在右肩。

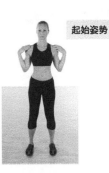

起始姿势

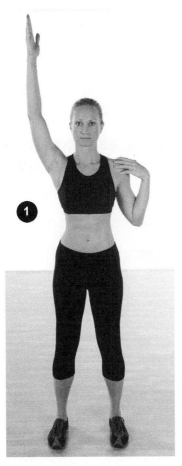 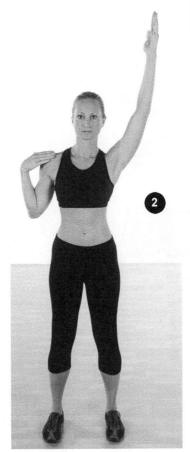

1 右手向天花板方向伸直。

2 右手放回右肩，并且把左手向天花板方向伸直。

双侧交替进行。

目标 提高活动性。

起始姿势 用恰当的姿势站立。右手放在左肘上，左手放在右肘上。

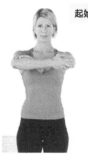

起始姿势

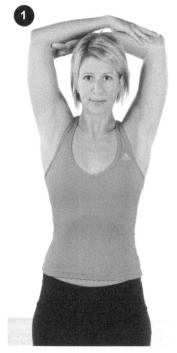

1 慢慢地把手臂抬过头顶，不要把手臂举得超过舒适区域；确保背部不要拱起。保持这个姿势一会儿。现在把脸框在由手臂构成的画框里微笑一下。

2 回到起始姿势。

根据需要重复动作。

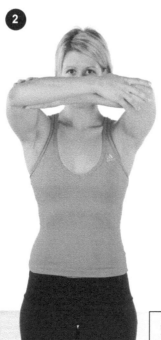

变化：坐姿下进行这一训练。

目标 增加活动度。

起始姿势 在桌旁用一个恰当的姿势坐好，并且把患侧手臂放在桌上。

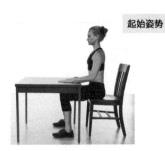

起始姿势

1

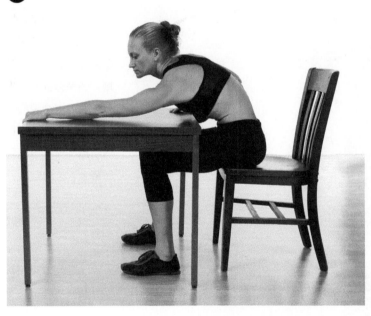

1 缓慢向前滑动手臂至超过桌子够到桌子另外一端。

换另一侧重复动作。

目标 增加活动度。

起始姿势 用恰当的姿势坐在稳固的椅子上。

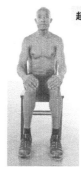

起始姿势

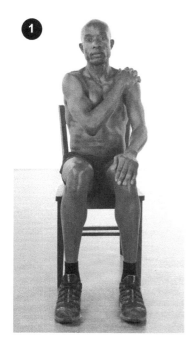

1 右手搭在左肩上。

2 左手放在右肘上，并且轻缓地向喉部压右肘。肘部和鼻子呈一条直线。保持一会儿。

换另一侧重复动作。

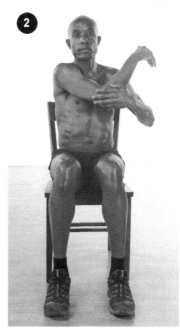

变化： 站姿下进行这一训练。

目标 提高活性。

起始姿势 用恰当的姿势坐在稳固的椅子上。

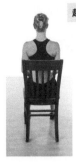

起始姿势

1 右手伸向天花板。

2 弯曲手臂并且把前臂放松搭在头后侧。左手放在右肘上，并且轻轻把右手臂沿后背向下压到最舒适的位置。保持一会儿。

换另一侧重复动作。

变化： 站姿下进行这一训练。

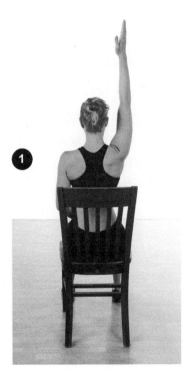

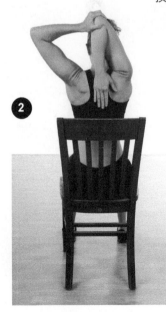

目标 扩大内旋范围。

起始姿势 双脚分开且距离与肩同宽站立，并且把双侧手臂放在背后。用健侧手臂拽住患侧手腕。

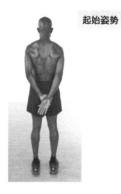

起始姿势

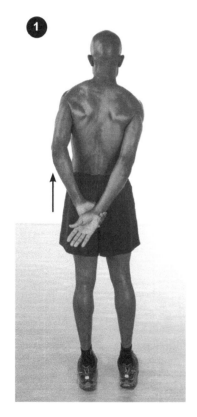

❶

1 轻轻把患侧手臂拉到脊柱上方。不要超过能力范围!

目标 提供一个轻柔的牵引。

起始姿势 站姿，在患侧手臂和躯干之间放一个软垫。把患侧手臂置于身体前侧并且用健侧手拽住患侧手。

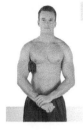

起始姿势

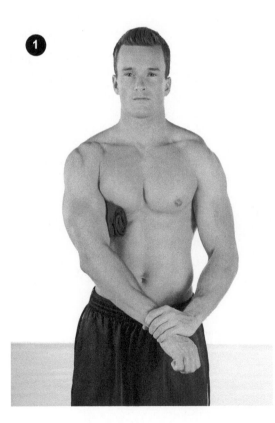

①

1 轻轻拉着手臂横过身体。

保持5 ~ 10秒。

根据需求重复动作。

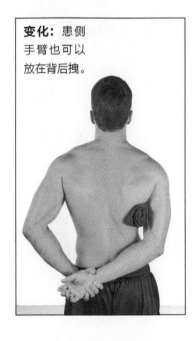

变化： 患侧手臂也可以放在背后拽。

目标 打开肩带。

注意 这是一个有争议的训练。在尝试前先咨询医生。

起始姿势 背对结实的桌子站立并且双侧手掌放在桌子边缘。如果感到不舒服，停下来。

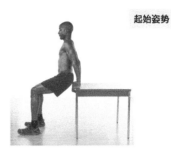

起始姿势

1 屈膝，臀部缓慢朝地板方向下降来增强拉伸感。

不要超过能力范围。

回到起始姿势。

1

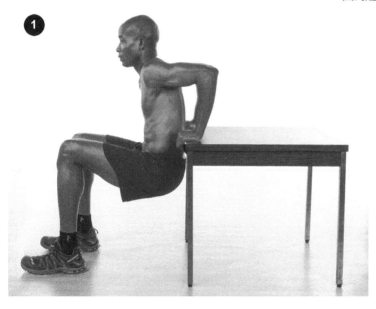

地板系列

这个系列的训练可以在地板上或者床上完成。

碰肘（仰卧位）　　　　　　　　　　　　　　　　　　　　　　　胸部，上背部

目标 增加肩关节活动度，拉伸胸部肌肉，加强上背部的肌肉。

起始姿势 仰卧，屈膝并且脚放在地板、床上。手扣在头后。

1

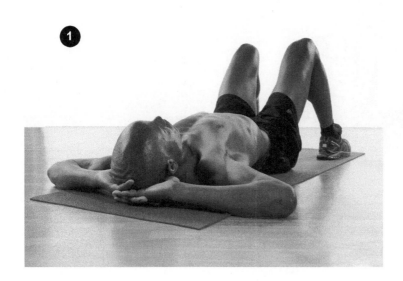

1 轻轻将肘部压向地面或者床上，同时把肩胛骨挤在一起。不超过舒适区；感觉到胸部有拉伸感。保持2~5秒。

目标 增加活动度。

起始姿势 仰卧，屈膝，并且脚放在地板、床上。患侧手臂伸向天花板，手心相对。

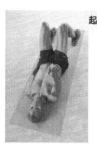

起始姿势

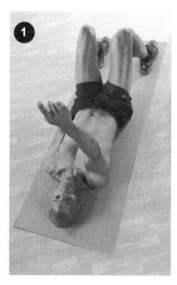

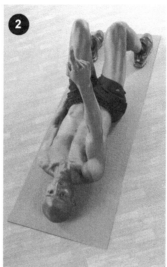

1～3 慢慢用手臂划小圈，就像用手指在天花板划圆圈。保持肩胛骨在一起。

扩大划圈的范围然后反方向进行。

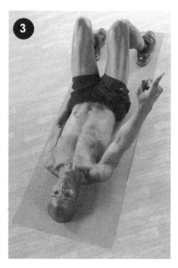

目标 增加肩带的活动度和灵活性。

起始姿势 仰卧，屈膝并且脚放在地板、床上。患侧手臂伸向天花板，同时拇指朝后、手心相对。试着保持肩胛骨回缩在一起，并且肩部不能离开地面。

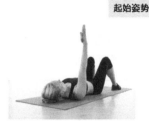
起始姿势

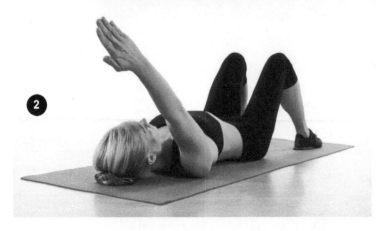

1~2 手臂始终伸直，缓慢地把小指移到身体旁边，接着慢慢把手臂伸到头后，试着让拇指舒服地接近地面。两个方向上的运动都不要超过能力范围。

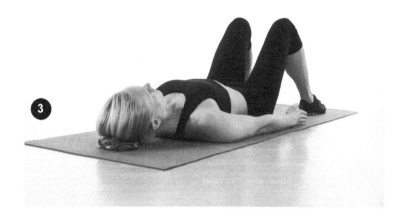

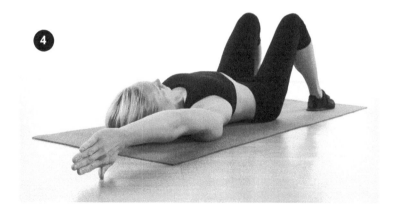

3~4 重复这个运动，试着扩大运动范围。

目标 增加活动度。

起始姿势 仰卧，屈膝，并且脚放在地板、床上。保持背部在中立位置。双手向天花板举起，手心相对。

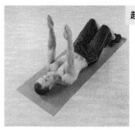

起始姿势

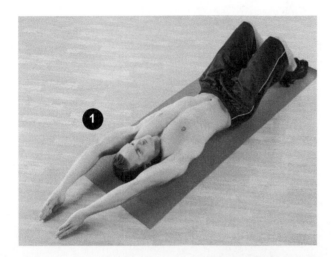

1 保持背部平坦，双臂伸直慢慢往后放，保持在舒适的活动范围内。从俯视的角度看，手臂看起来像"I"形。

2 回到起始姿势。

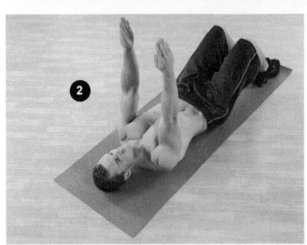

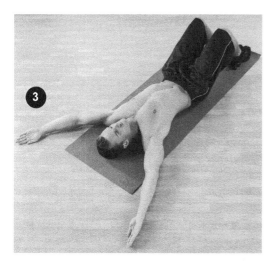

3 手臂伸直轻轻向后放并以45°向外打开，身体呈"Y"形。

4 回到起始姿势。

5 慢慢朝两边打开手臂来身体呈"T"形。

回到起始姿势。

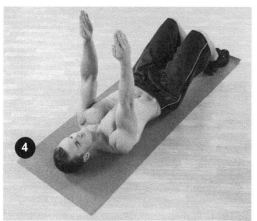

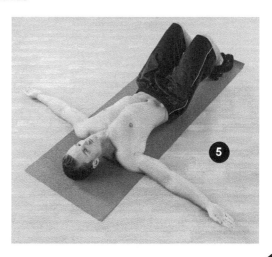

目标 增加外旋。

起始姿势 仰卧，屈膝，并且脚放在地板、床上。肘部放在地板、床上。手臂90°弯曲，这样前臂和躯干垂直，手指指向天花板，手心朝前。

起始姿势

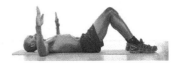

1~2
慢慢让手背倒向地板的方向。

注意：大多数人的这个部位很紧——注意锻炼时保持在一个舒适区。

3
手心慢慢放到地板上。

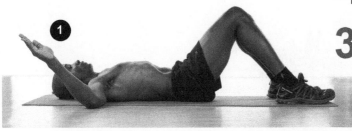

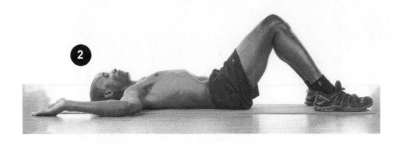

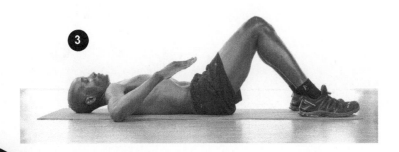

目标 增加外旋，加强肩袖。

起始姿势 仰卧，屈膝，并且脚放在地板、床上。肘部放在地板上。手臂90°弯曲，这样前臂和躯干垂直，并且手指指向天花板，手心朝内。

起始姿势

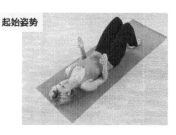

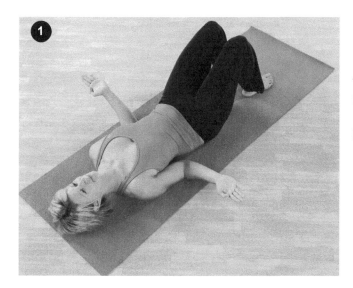

1 手背慢慢倒向地板的方向。

注意：大多数人这个部位都不太灵活。不要勉强自己，要保持在舒适区域。

回到起始姿势。

变化： 为了增加挑战性，在手中握住弹力带的两端。

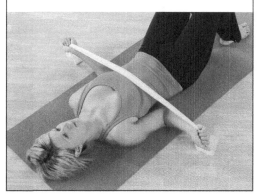

目标 增加内旋，加强肩袖肌肉。

起始姿势 仰卧，屈膝，并且放在地板、床上。手臂90°弯曲，这样前臂和躯干垂直，并且手指指向天花板，手心朝内。

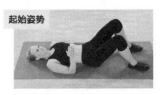

起始姿势

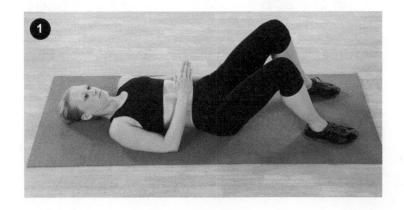

①

1 保持肘部放在地板上，手掌慢慢放在肚脐。不要勉强自己，确保在舒适区。

回到起始姿势。

目标 增加内旋。

起始姿势 侧卧在患侧，同时肘部靠着躯干，手放在地板、床上。弯曲手臂使前臂和躯干垂直。肋骨旁放置一个小的毛巾卷。

起始姿势

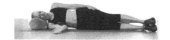

1 手慢慢举向腹部。

回到起始姿势。

重复，然后换另一侧。

1

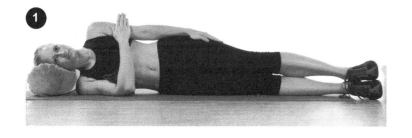

变化： 为了加大调整幅度，试着握一个哑铃。

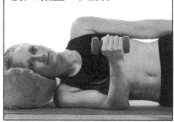

目标 增加外旋。

起始姿势 躺在健侧。把肘部放在胸腔位置，同时手臂弯成L的姿势；握拳。手心朝向地板。你可能想在你的肋骨和肘部中间放一个小的毛巾卷。

起始姿势

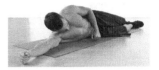

1 尽可能地朝上朝后举起你的拳头。

不要强迫自己或者动得太快。

回到起始姿势。重复，然后换另一侧。

①

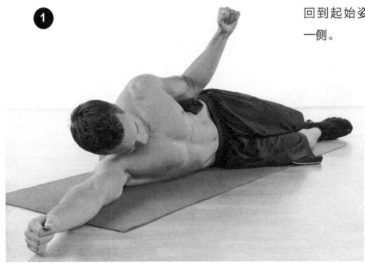

变化： 为了增加挑战性，试着握一个哑铃。

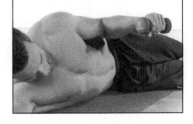

目标 增加内旋。

起始姿势 双手和双脚脚尖撑起身体，呈俯卧撑姿势。身体从头到脚呈一条直线。

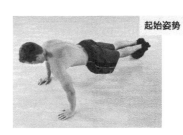

起始姿势

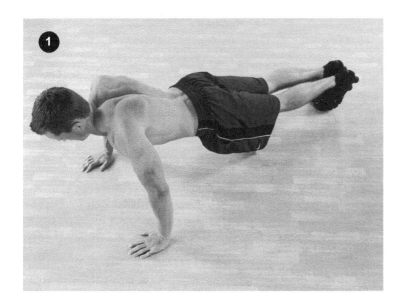

❶

1 在俯卧撑姿势下，收缩肌肉把肩胛骨推在一起。保持5 ~ 10秒。

放松。

变化： 为了减少手臂的压力，试着用膝撑或撑在柜子顶端。

泡沫轴系列

本节利用泡沫轴，提供一个不稳定平面，这样比没有工具情况下的训练给身体的稳定肌群的挑战性更大。这些训练只能在没有症状并且想要挑战自己的情况下才能完成。

首先，需要安全地躺在泡沫轴上。

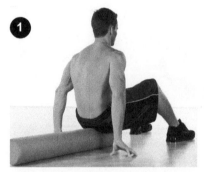

1 坐在泡沫轴的边缘。

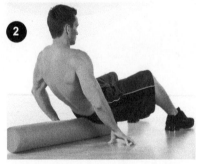

2 慢慢地把脊柱放倒，直到整个背部躺在泡沫轴上。

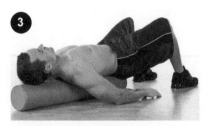

3 整个头部也得到完全的支撑。

目标 增加活动度和肩部稳定性。

起始姿势 头部和整个背部躺在泡沫轴上，屈膝，并脚放在地板上；手臂放在地板上身体两边，以保持平衡。自然呼吸并且给胸部和肩部恰当的时间来放松和打开。对许多人来说，这是一个充分的拉伸，不进入接下来的步骤停在这里也是可以的。

起始姿势

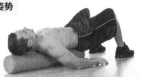

1 当舒适且稳定时，两侧手臂伸向天花板同时保持泡沫轴的平衡。

手心相对。

确保在全过程中收缩腹肌以稳定核心。

2 一侧手臂向前动，另一侧向后动。

3 换另一方向。

放松。

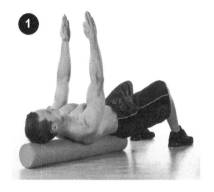

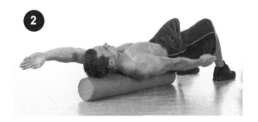

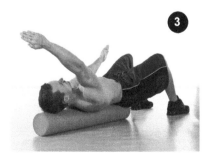

目标 打开胸部和肩带。

起始姿势 头部和整个背部躺在泡沫轴上。屈膝，脚放在地板上；手臂放在地板上身体两边，以保持平衡。自然呼吸并且给胸部和肩部恰当的时间来放松和打开。对许多人来说，这是一个充分的拉伸，不进入接下来的步骤停在这里也是可以的。

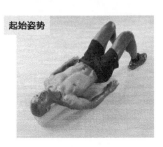

起始姿势

1 当感到舒适时，手放在头后并且慢慢让肘部朝地板下降。不要碰到地面。如果不舒服立马停止。保持拉伸姿势并自然呼吸。

放松。

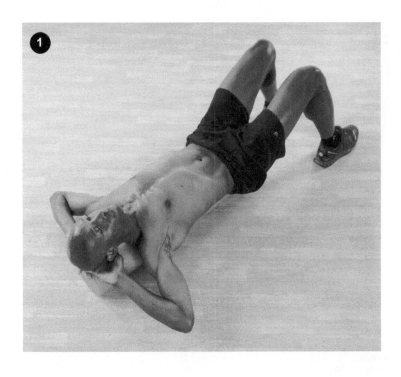

目标 肩带重新对线。

起始姿势 头部和整个背部躺在泡沫轴上。屈膝，脚放在地板上；手臂伸向天花板，手心相对。

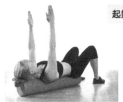

起始姿势

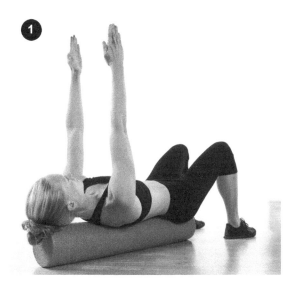

1 手指伸向天花板，肩胛骨离开泡沫轴。

2 保持手臂伸直，完全放松肩部肌肉，肩胛骨落回，"拍击"泡沫轴。

根据需要重复动作。

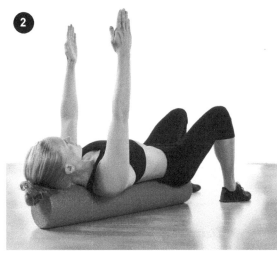

目标 增加肩部的灵活性和稳定性。

注意 这是一个高阶的训练。在完成稳定平面上I字、Y字和T字训练之前，不要进行这个训练。

起始姿势 头部和整个背部躺在泡沫轴上。屈膝，脚放在地板上；手臂放在地板上身体两边以保持平衡。自然呼吸并且给胸部和肩部恰当的时间来放松和打开。注意打开肩带并且保持肩部向后。对许多人来说，这是一个充分的拉伸，不进入接下来的步骤停在这里也是可以的。

起始姿势

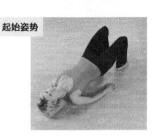

1 感到舒适时，两侧手臂伸向天花板。

2 直臂前后移动，呈"I"字同时注意肩胛骨的稳定性。

3 放松，回到起始姿势。

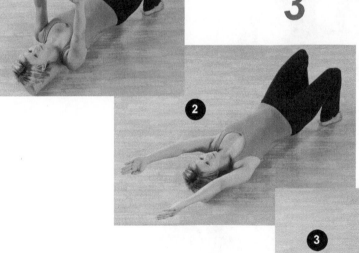

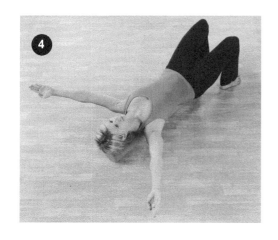

4 完成"I"字训练后，把双臂轻轻向后放且沿45°向外打开，呈"Y"形。

5 放松，回到起始姿势。

6 完成"Y"形后，向两侧慢慢打开手臂呈"T"形。

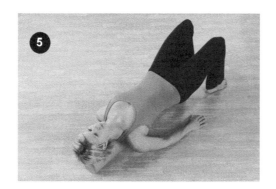

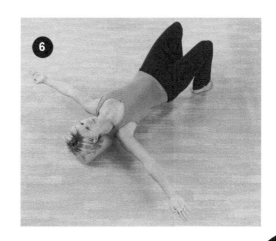

手杖系列

为了帮助患侧手臂，这系列的训练使用了棍子、手杖或者带子。这些训练的目的是保持或者提高活动度。

碰肘（仰卧位）   肩部，胸部

目标 提高活动度。

起始姿势 平躺，屈膝，脚放在地板上。两手握住棍子或手杖，双手分开与肩同宽，这样棍子在胸部上方。肘部靠近身体放在地板上。

起始姿势

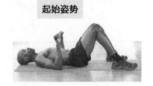

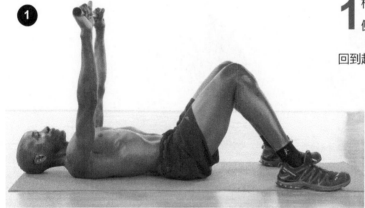

1 棍子推向天花板直到两侧手臂完全伸直。

回到起始姿势。

变化： 为了增加训练难度，试着在棍子上加一个沙袋。

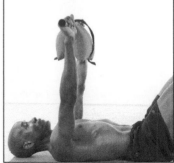

目标 提高活动度。

起始姿势 仰卧，屈膝，脚放在地板上。两手握住棍子或者手杖，双手分开与肩同宽，这样棍子在胸部上方。

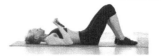

1 棍子推向天花板直到两侧手臂完全伸直。

2 保持手臂伸直，棍子慢慢向地板的方向降低放在头后。不要勉强！

3 回到中间位置。

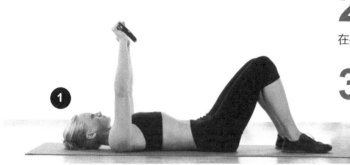

变化： 为了增加训练难度，试着在棍子上加一个沙袋。

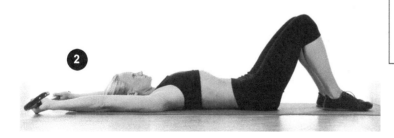

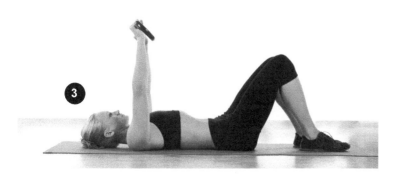

目标 提高活动度。

起始姿势 仰卧，屈膝，脚放在地板上。两手握住棍子或者手杖，双手分开与肩同宽，这样棍子在胸部上方。

起始姿势
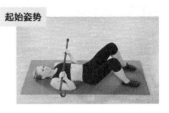

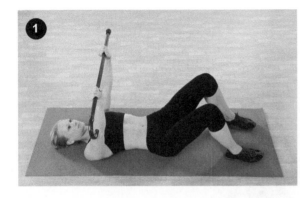

1 棍子推向天花板直到两侧手臂完全伸直。

2 尽可能把双臂伸直并且肩胛骨靠近脊柱，在舒适的情况下棍子尽可能慢慢地向右侧倒。保持双侧肩部在地板上。

3 回到中间位置并且"重置"肩胛骨（肩胛骨推到一起，胸部轻轻向上推）。

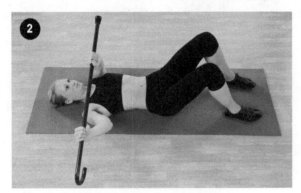

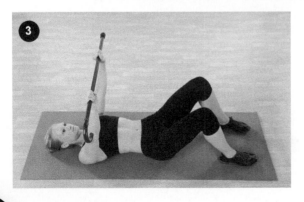

目标 增加活动度。

起始姿势 站姿，在臀部后面握一个带子、棍子或手杖，
双手分开手与肩同宽。

起始姿势

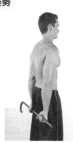

1 保持手臂伸直，试着把手臂举离
躯干。注意把肩胛骨挤在一起。
在舒适的范围内尽可能地保持这个
姿势。

回到起始姿势。

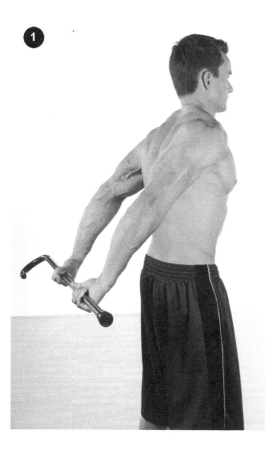

变化： 不使用设备而是双手在
背后互握进行该动作。

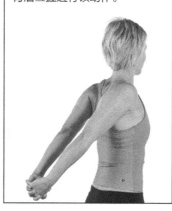

目标 增加活动范围，增强肩部力量。

起始姿势 双脚分开且距离与肩同宽站立，双手握住棍子、手杖到肩部的高度胸部旁边，手心朝前。

起始姿势

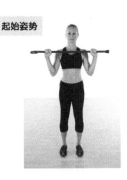

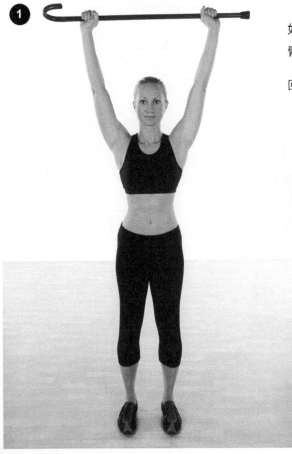

1 在舒适的范围内尽可能高地向天花板推棍子。避免弓背增加高度。如果伸直手臂导致关节受压过大，手臂可以弯曲举高。

回到起始姿势。

变化： 坐姿下进行该动作，或在棍子上增加沙袋。

目标 增加内侧活动度。

起始姿势 双脚分开且距离与肩同宽站立，并且双手在背后握住手杖或棍子。

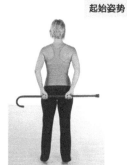

1 棍子在背部慢慢上提，就像在背部滚擀面杖。想象在肩胛骨之间挤压铅笔。若非常僵直，在疼痛消失或者医生确认过之前不要做这个训练。

回到起始姿势。

墙壁、门系列

这个系列的训练用到门、门框、桌子或墙作为支撑来辅助完成动作。

目标 增加前屈。

起始姿势 以一臂的距离面墙而站。患侧指尖在肩部的高度碰到墙。

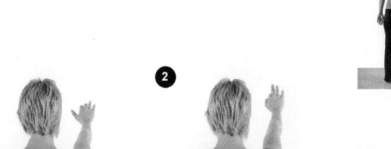

起始姿势

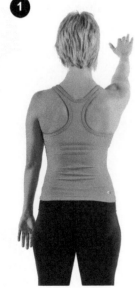

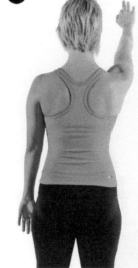

1~2 手指慢慢地沿墙向上移到舒适的区域中尽可能高的地方。

不要弓背或身体扭曲来增加高度。

回到起始姿势。换另一侧重复动作。

目标 增加外展。

起始姿势 患侧肩距墙一臂远侧站。在肩部高度用指尖
触墙。

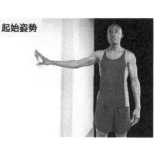

起始姿势

1~2 手指慢慢地沿着墙壁向上移动到
舒适的区域中尽可能高的地方。

不要倾斜或者抬高肩部来增加高度。

回到起始姿势。换另一侧重复动作。

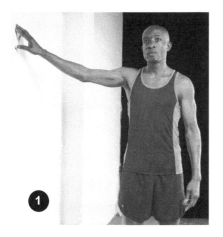

1

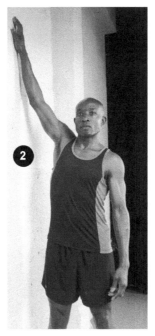

2

目标 增加屈曲、伸展。

起始姿势 患侧肩离墙一臂远侧站。患侧手臂在墙上伸直
（12点姿势）。

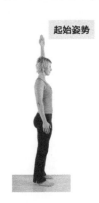

起始姿势

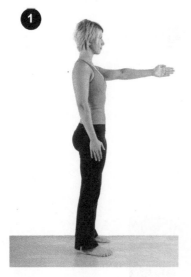

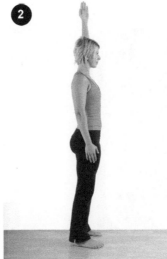

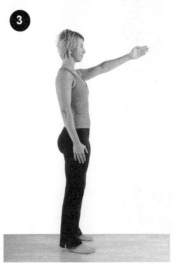

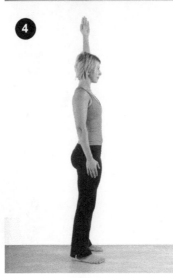

1 手慢慢地在墙上
移到3点位置。

2 回到12点位置。

3 慢慢移到2点位
置。如果很僵直
不要勉强自己。

4 回到起始姿势。

换另一侧重复动作。
手臂现在会到9点
12点和10点位置。

目标 增加环转、旋转。

起始姿势 以一臂距离面墙而站。用患侧食指触墙。

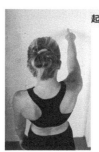

起始姿势

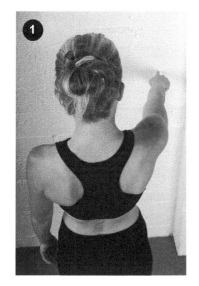

1~2 慢慢地顺时针划小圈。如果舒适，扩大划圈的范围。

在相反的方向上，划逐渐变小的圈。换另一侧重复动作。

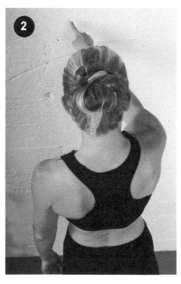

目标 增加胸部和肩膀的灵活性。

起始姿势 脊柱贴着墙边缘的角落。注意保持腰部和头部贴着墙。自然呼吸。

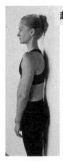

起始姿势

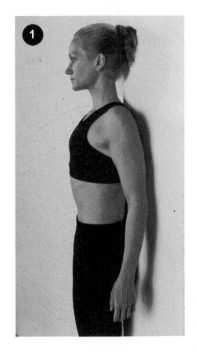

1 肩胛骨慢慢包住边缘目的是打开胸部。保持5～10秒。

2 如果可能，手放在肩上并且通过上背部肌肉轻柔地向后拉肘部来增加拉伸动作保持5～10秒。如果不舒服，不要勉强。

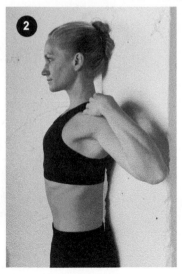

目标 提高肩部灵活性。

起始姿势 站在门框的中间。手放在门框两侧舒适的高度。

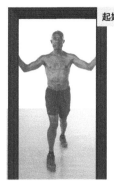
起始姿势

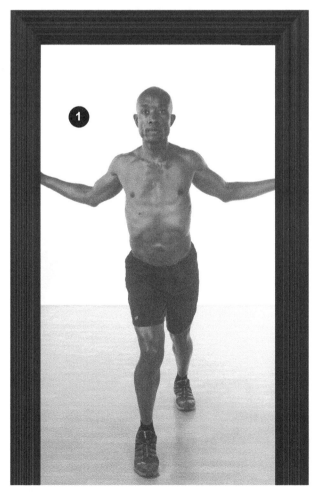

1 身体慢慢前倾，身体重心位于肩膀前方，伸展肩部。保持动作20 ~ 30秒。

变化： 如果没有可用的门框，请同伴握住手腕并轻轻把手臂往后拉。

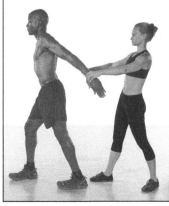

目标 打开胸部和肩部区域以增强功能性肩部肌肉。

起始姿势 后背和头贴墙站立。手臂90°弯曲，手背放在墙上。保持3～5秒。

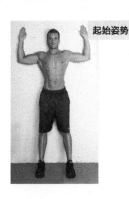

起始姿势

1 手臂慢慢沿墙升高，保持后背和头部贴墙。这个训练对有些人非常困难，不要勉强。

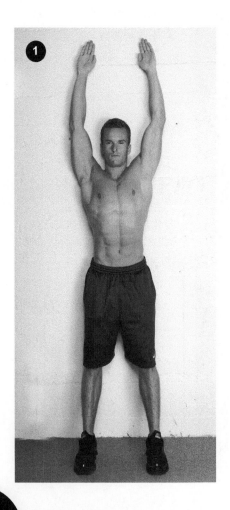

①

目标 增加肩带的灵活性。

起始姿势 背部和头靠墙站立。手放在肩上，并且手肘
指向前方。

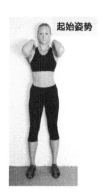

起始姿势

1 小心地向墙移动肘部。不要弓背来增加范围。
接触到墙不是关键，其目的是感受胸部和肩部
的柔和拉伸感。

2 轻轻移动肘部回到中间，直到碰在一起。

回到起始姿势。

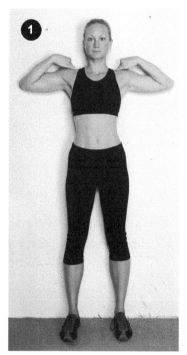

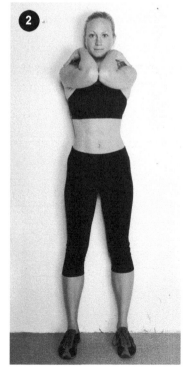

目标 增加上背部力量。

起始姿势 后背和头靠墙站立，并且手臂放在一侧。
手掌放在墙上。

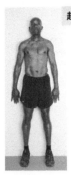

起始姿势

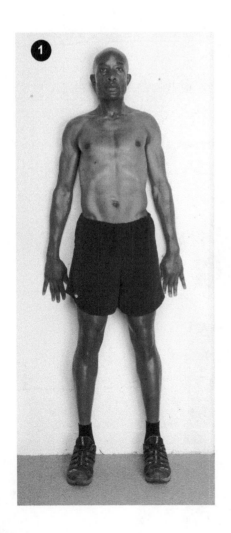

1 轻轻下压双手靠墙，感觉肩胛骨之间的肌肉收缩。不要屏住呼吸或弓背。

目标 被动拉伸肩部。

起始姿势 靠着墙的边缘站立，并且沿墙伸展患侧手臂。
感受肩部区域的拉伸，并放松自然呼吸。

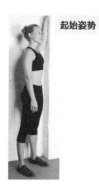

起始姿势

1 为了增加拉伸，轻轻屈膝来降低
躯干。

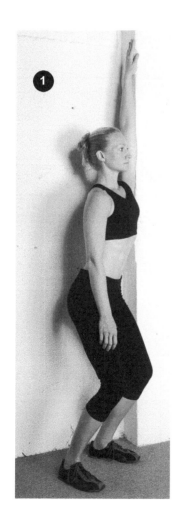

> **变化:** 这个动作也可以在门
> 框边完成。

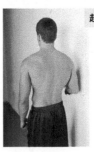

目标 增加外旋力量。

起始姿势 墙旁站立。患侧手臂屈肘90°，在肋骨旁保持肘部姿势。患侧手背靠在墙上。在手臂和墙之间放一个小枕头。

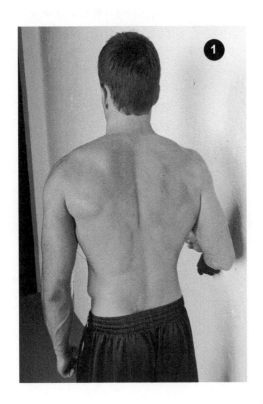

1 手背压向墙面，并且保持3~5秒。

这是一个非常精细的等长运动。

> **变化：** 这个动作也可以在门框边完成。

目标 增加内旋力量。

起始姿势 面对墙的边缘或门框站立。患侧手臂屈肘90°，在肋骨旁保持肘部姿势。手心放在门框上。手臂和躯干之间放一个小枕头。

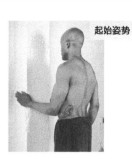

起始姿势

1 把手心压向门框并且保持3~5秒。

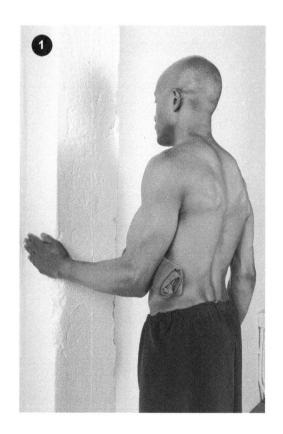

目标 增加肩带的稳定性。

起始姿势 离墙2~3英尺（0.6 ~ 0.9米）站立，并且手心放到墙上，大约在胸部的高度，双手分开与肩同宽。

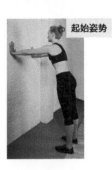

起始姿势

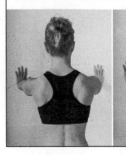

1 通过屈肘慢慢向墙降低胸部。移动，并注意肩胛骨挤压在一起。

缓慢回到起始姿势。

变化： 这个动作也可以在门框边完成。

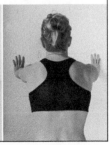

目标 增加肩带的稳定性。

起始姿势 离墙2~3英尺（0.6 ～ 0.9米）站立，并且手心放到墙上，大约在胸部的高度，双手分开与肩同宽。

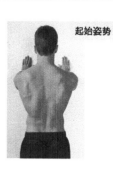
起始姿势

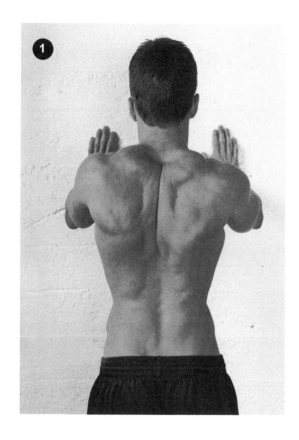

1 肩胛骨之间的肌肉慢慢收缩并保持3~5秒。

目标 增加肩部屈曲力量。

起始姿势 面墙站立，并把患侧手背靠在墙旁。

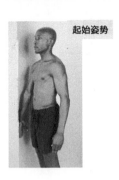
起始姿势

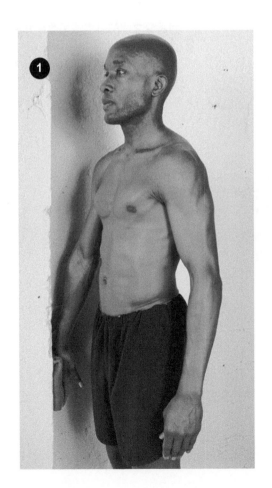

1 手背压向墙壁。手臂完全伸直。保持3~5秒，利用足够的张力来促进肌力。

换另一侧重复动作。

目标 增加肩部伸展力量。

起始姿势 背靠墙站立，并且患侧手心放在墙上。

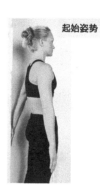

起始姿势

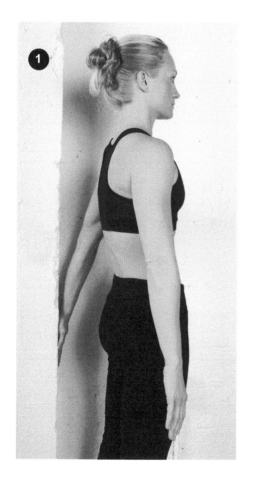

1 手心压向墙面。保持3~5秒，利用足够的张力来促进肌力。

换另一侧重复动作。

目标 增加肩部伸展力量。

起始姿势 站在门框或墙的边缘旁。屈肘90°，前臂和手放在墙、门框上。

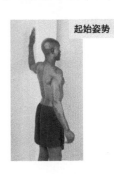
起始姿势

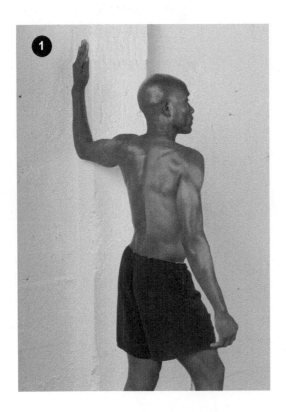

1 慢慢向前跨一步，感受胸部的拉伸。

换另一侧重复动作。

主动活动度系列

在这个高阶系列中的每个训练都是在站姿进行的，同时注意活动度和肩胛骨的稳定性。许多训练手部的站立位训练都完成得不好。水中训练提供了两个方向上都有阻力的益处，并且它很难有太多向下的力量负荷。一旦力量增强，试着通过使用水中手套和手桨增加阻力。

天使式	肩部

目标 增加活动度和缓解肌肉紧张。

起始姿势 站姿，双臂向两侧打开，掌心朝前。

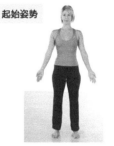
起始姿势

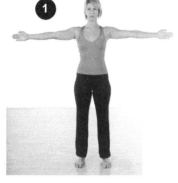
1

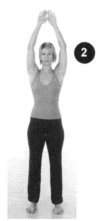
2

1~2 通过鼻子深吸气。慢慢在舒适范围内尽可能高地上举手臂。试着在头的上方拇指互碰。

3 通过嘴呼气并慢慢放下手臂。

根据需要重复动作。

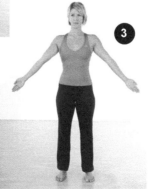
3

变化： 训练可以一次完成一侧手臂。
高阶： 试着把后背和头靠在墙上做这个运动。

目标 提高肩部灵活性。

起始姿势 站姿，手臂放在身侧，掌心朝后。

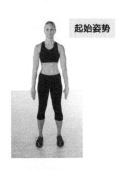

起始姿势

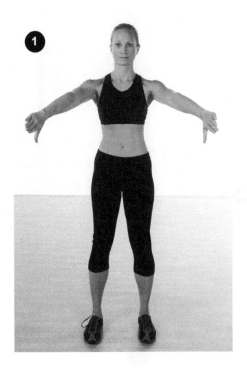

1 通过鼻子深吸气并且双侧手臂轻轻向前（大约45°）。当在外侧举手臂时，保持手心向后，主动旋转拇指向下。手臂上举不要高过肩部高度。手臂下降时通过嘴呼气。

根据需要重复动作。

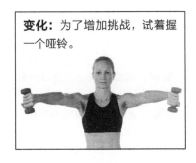

变化： 为了增加挑战，试着握一个哑铃。

目标 增强上背部肌肉。

起始姿势 站姿，双手在臀后互握。

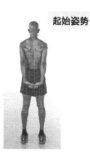

起始姿势

1 如果可能，手心互碰。注意收缩肩胛骨之间的肌肉。不要弓腰或让颈部和头部向后仰。保持3~5秒。

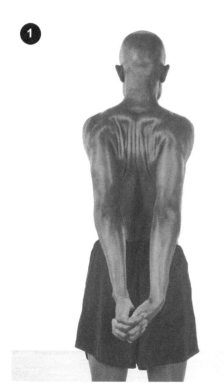

目标 拉伸上背部肌肉。

起始姿势 站姿，双手在身前互握。

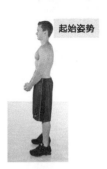

起始姿势

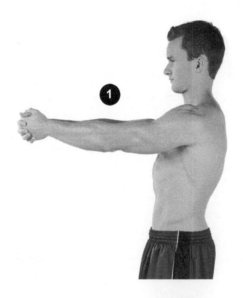

1 伸直手臂并慢慢举到肩部高度。

2 一旦到了肩部高度，手心转向前方并保持拉伸5~15秒。

回到起始姿势。

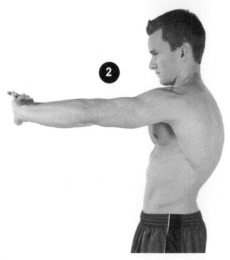

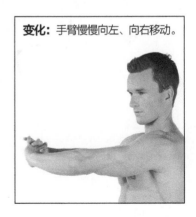

变化: 手臂慢慢向左、向右移动。

目标 增加屈曲范围。

起始姿势 站姿，手臂放在身侧。

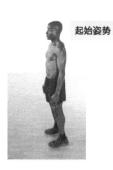

起始姿势

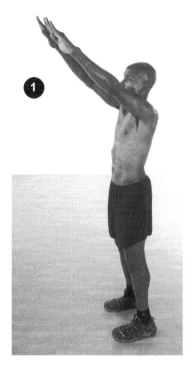

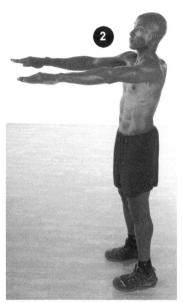

1 保持手心向下，把手臂举到舒适的高度，目的是获得完整的活动度。

2 到达预期高度后，慢慢放下手臂。

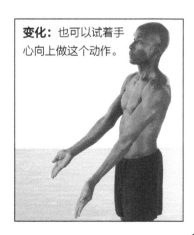

变化： 也可以试着手心向上做这个动作。

目标 改善姿势和肌力。

起始姿势 站姿，手臂举到肩部高度并屈肘90°，手指指向天花板。

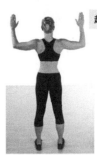

起始姿势

1 把肘部向臀部降低，就像要试着把它们装进后口袋里一样。保持5~10秒。不要屏住呼吸。这个训练的目的是打开胸部并收缩上背部肌肉，保持肩部向后向下。

1

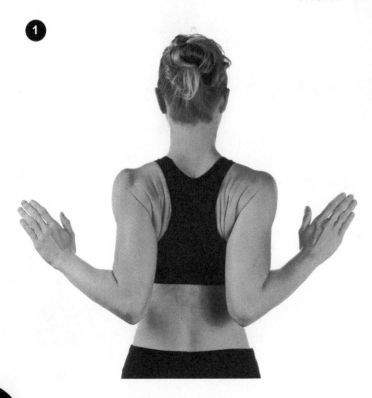

目标 扩大肩部屈曲范围和增强肩部的功能性运动。

起始姿势 站姿，手在身前互握。

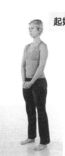

起始姿势

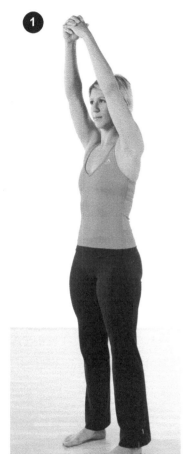

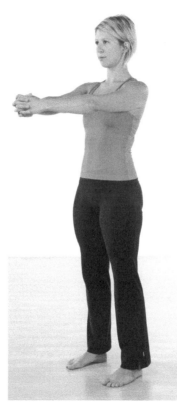

1 保持手臂伸直，尽可能高地慢举手臂。不要弓背。

2 手臂慢慢降回起始姿势。

变化： 为了增强挑战性，在手臂下降和举起时保持手部分开。

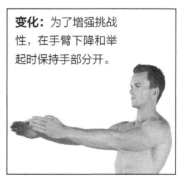

目标 提高肩胛骨和盂肱关节的活动度、稳定性和节律。

起始姿势 站姿。

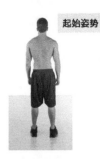

起始姿势

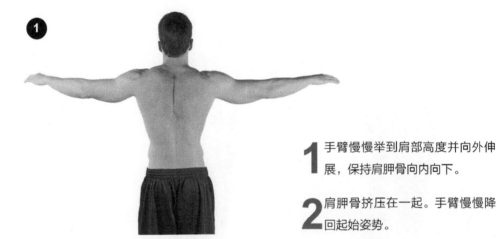

1 手臂慢慢举到肩部高度并向外伸展，保持肩胛骨向内向下。

2 肩胛骨挤压在一起。手臂慢慢降回起始姿势。

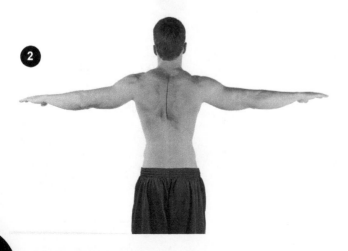

目标 增加肩肱节律。

起始姿势 站姿，向外举起两侧手臂形成T字形，掌心
朝前。

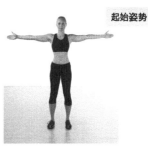

起始姿势

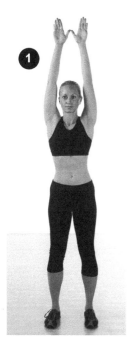

1 从T字姿势开始，试着保持肩胛
骨向下向内的"锁紧姿势"。可能
的话手臂举到头的上方。就像是溺水
者发出求救信号的动作。

2 手臂降到T字姿势，注意肩胛骨
的位置。

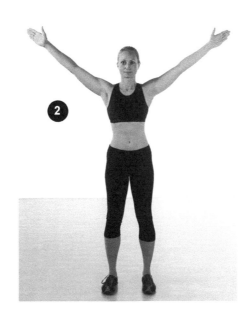

目标 扩大屈曲范围。

起始姿势 站姿，把手臂放在身旁。

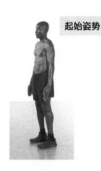

起始姿势

1 手臂向上旋转同时保持手臂伸直，尽可能高地举起手臂。

2 手臂慢慢下降。

> **变化：** 做这个运动，除了关注肩胛骨向内向下。还会发现即使肩部活动性不够，但也可以做动作。

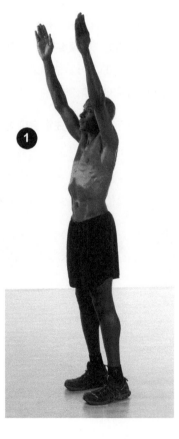

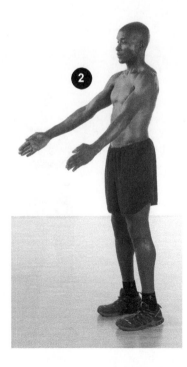

目标 增强肩带的伸展以及后面肌肉的紧张度。

起始姿势 站姿，手臂放在身侧。

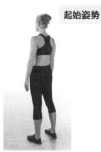

起始姿势

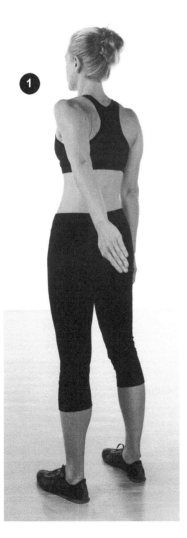

1 小心谨慎地移动一侧手臂，在安全范围内尽可能地远。保持 3～5秒。

如果感到疼痛，停止。

缓慢回到起始姿势并换另一侧，比较健患侧活动度。

目标 提高灵活性。

起始姿势 站姿，右侧手臂伸到头上并且手落到脖子后方。

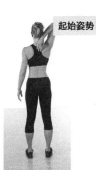

起始姿势

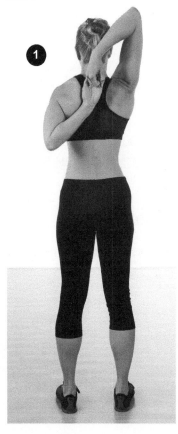

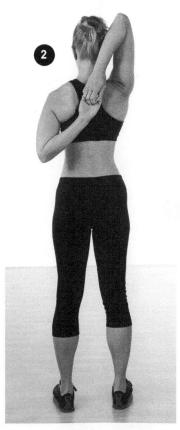

1 左手放到背后和右手手指互握。

2 轻轻用左手向下拽右手。在一个舒适的时间范围内保持这个姿势。

换另一侧重复上述动作。

变化： 如果够不到手可以握一条毛巾。

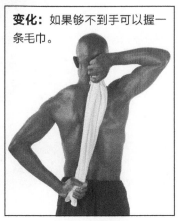

目标 增加肩袖力量。

起始姿势 站姿，手臂放在身侧。在手臂和身体之间挤一个方块或者一个毛巾卷。屈肘90°拇指向上。

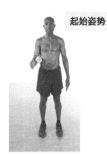

起始姿势

1

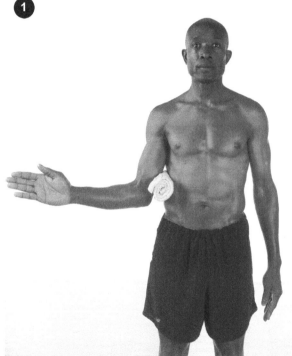

1 保持肩部离躯干尽可能近，前臂向外旋转与地板平行。

前臂向内旋转。换另一侧前根据需要重复动作。

变化: 试着把手心朝上或者朝下。

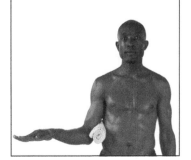

抗阻训练系列

这个部分使用训练带或手提式重物来帮助增加肩带力量和肌肉紧张度。弹力带选择相对轻或灵活的。一般而言，弹力带的颜色即是阻力等级（如，黄色＝最容易，红色＝中等，蓝色或黑色＝最难），但不同品牌的弹力带阻力级别不同。当为了康复目的进行力量训练时，不要过度训练肌肉。

目标应该瞄准恰当的形式和操作。进行抗阻训练时，控制运动很重要，而非受阻力控制。缓慢运动时，在两个方向上的速度要一致（例如，向上，2，3，4，保持；向下，2，3，4，保持）。这通常能预防进一步损伤。

使用弹力带时手部的姿势和位置很重要。把手可以购买（特别感谢我学生Fred Brevold的点子）。也可以从任一家五金店购买PVC管，再结合弹力带，做一个把手。当两者准备齐了，跟着下面的步骤做：

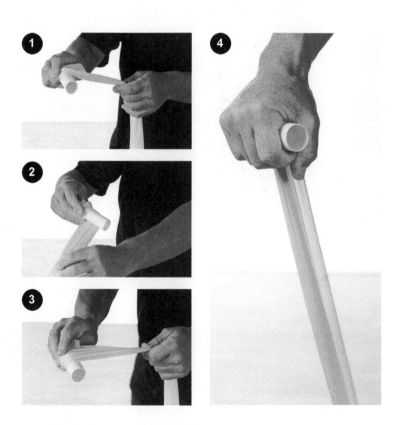

目标 增强肩部屈曲力量。

起始姿势 站姿，弹力带一端放在患侧脚下，患侧手握住另一端。通过移动手在弹力带上的高低位置来调整阻力。阻力应该从举手臂开始。手臂应该尽可能直但不要锁死。

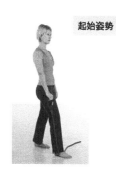

起始姿势

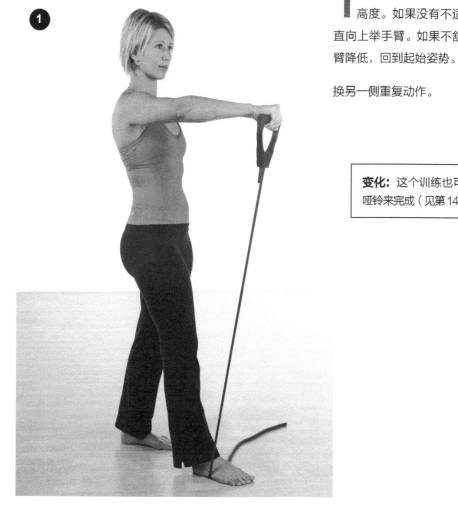

1 慢慢把伸直的手臂举到肩部高度。如果没有不适感，一直向上举手臂。如果不舒适，手臂降低，回到起始姿势。

换另一侧重复动作。

变化: 这个训练也可以用哑铃来完成（见第141页）。

目标 增强肩外展力量。

起始姿势 站姿，弹力带一侧放在患侧脚下，患侧手握住弹力带，掌心朝下。

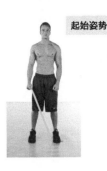

起始姿势

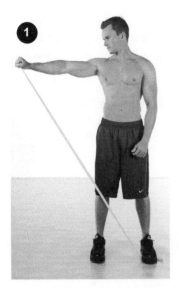

①

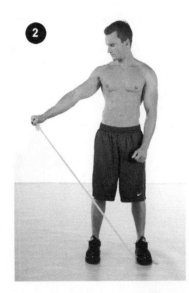

②

变化： 如果侧举手臂有困难，试着把手臂45°朝前。
这个训练也可以用哑铃代替完成。

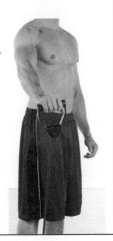

1 手臂慢慢向外举到肩部高度。如果有不适感，移动手臂位置到不同角度以找到舒适的区域。如果仍有不适感，不要做这个动作。

2 慢慢回到起始姿势。

换另一侧重复动作。

目标 增强肩部后伸力量。

起始姿势 站姿，弹力带一端放在患侧脚下，患侧手握着弹力带，拇指指向前方。

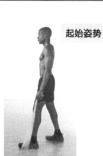

起始姿势

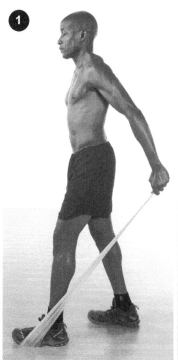

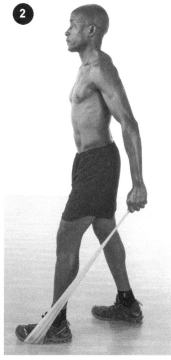

1 慢慢向后移动手臂，保持手臂伸直。

2 回到起始姿势。

换另一侧重复动作。

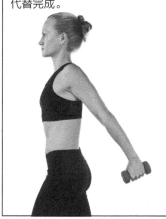

变化： 这个训练也可以用哑铃代替完成。

目标 加强肩胛骨后部肌肉，改善姿势，提高稳定性。

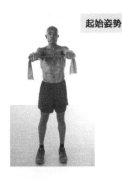

起始姿势

起始姿势 站姿，双手在体前分开与肩同宽，掌心向下握住弹力带。不要把弹力带包在手上。保持手臂伸直，举到肩部的高度。

1

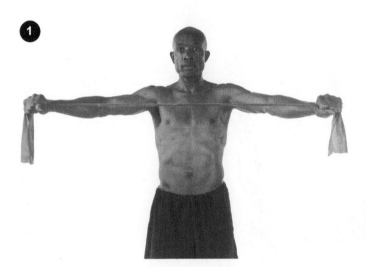

2

1 慢慢向两侧打开手臂，注意挤压使肩胛骨回缩的肌肉。

2 慢慢回到起始姿势。

目标 增强肩上部和后背力量。

起始姿势 站姿，用健侧握住弹力带。用患侧手在能提供中等阻力的位置握住弹力带。

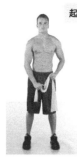

起始姿势

1 保持健侧手臂不动，用患侧手拉弹力带横过身体斜向上，像从剑鞘中拔出剑一样。

慢慢回到起始姿势。换另一侧重复动作。

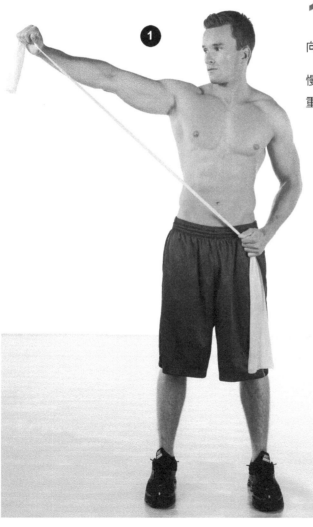

❶

目标 增加肩袖力量。

起始姿势 站姿，双手掌心向上握住弹力带。两侧屈肘呈
90°，肘部保持在肋骨两侧。

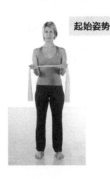

起始姿势

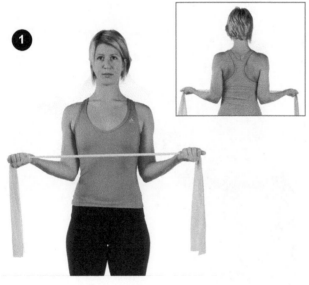

1 保持肘部贴在肋骨边，双手
慢慢向弹力带两端移动。肩
胛骨挤在一起。保持3 ~ 5秒。

回到起始姿势。

> **变化:** 如果有不适感，试
> 着外旋弹力带（第134
> 页）或者进行外旋（墙
> 边）训练（第106页）。

目标 增加内旋力量。

起始姿势 把弹力带固定在门拉手或固体物品上（例如桌腿），确保它不会松。患侧靠近门把手。患侧手抓住弹力带并屈肘呈90°，手肘放在肋骨旁。为了避免手腕疼痛，确保正确地抓住弹力带。可以把毛巾卷或小枕头放在肘部和躯干之间。

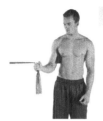

起始姿势

1 保持肘部贴在肋骨旁，慢慢向内侧移动手部，就像把手心放到胃部的扣子上。

慢慢回到起始姿势。换另一侧重复动作。

①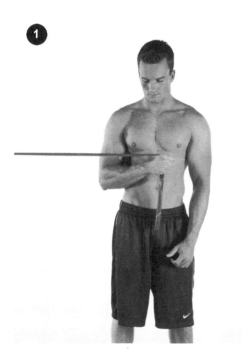

变化： 如果有不适感，试着做内旋（门边）训练（第107页）。也可以和同伴一起做这个训练。

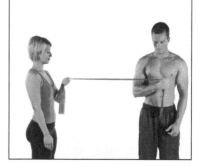

目标 增加外旋力量。

起始姿势 用门把手或桌子腿固定弹力带，确保它不会松。把患侧放在远离门把手的一侧。用患侧手抓住弹力带并屈肘90°，手肘放在肋骨旁。为了避免手腕疼痛，确保正确地抓住弹力带。可以在肘部和躯干之间放毛巾卷或者小枕头。

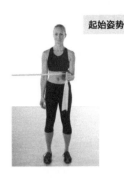

起始姿势

1 保持肘部贴在肋骨旁，手部慢慢向远离门把手的方向移动。

慢慢回到起始姿势。换另一侧重复动作。

变化： 如果你感到任何不舒适，试着做外旋（墙边）训练（第106页）。你也可以让同伴握住弹力带的另一端。

目标 增强内旋力量。

起始姿势 以舒适的方式坐在椅子上，并将拉力绳绕过患侧脚，双手握住手柄。伸直患侧腿，调整双手位置，使拉力绳为患侧脚提供足够的阻力。

起始姿势

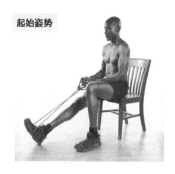

1 慢慢向躯干拉弹力带，把肩胛骨拉在一起并使肘部后移。

慢慢回到起始姿势。

①

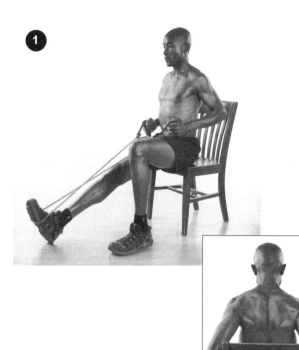

目标 增强肩胛骨之间肌肉的力量。

起始姿势 带子固定在门的顶部或其他高的固体物体上。坐在椅子上。伸手，每只手抓住弹力带的一端，确保抓住能够提供中等阻力的地方。手臂和门呈45°。

起始姿势

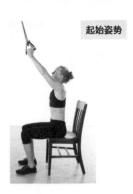

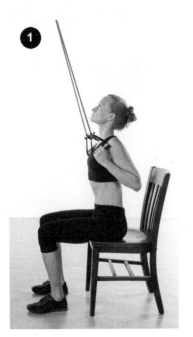

1 慢慢朝胸部下拉弹力带，注意把肩胛骨挤在一起。

2 回到起始姿势，试着保持肩胛骨挤在一起，只移动手臂。

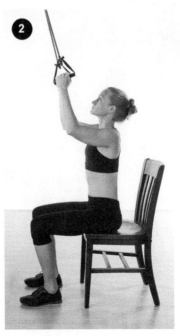

目标 保持肩部稳定性。

起始姿势 站姿，并在胸部高度用弹力带绕过后背。每只手在能提供中等阻力的位置握住弹力带一端。

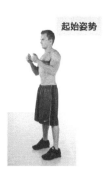

起始姿势

1 向前完全伸直手臂，注意肩胛骨向后保持稳定。

2 当手臂回到起始姿势时注意控制动作。

变化： 这个训练也可以在坐姿下完成。

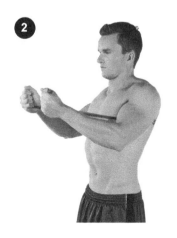

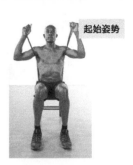
起始姿势

目标 提高肩部稳定性。

起始姿势 坐在椅子上用弹力带从腋下绕过后背。每只手在能够提供中等阻力的位置握住弹力带一端。

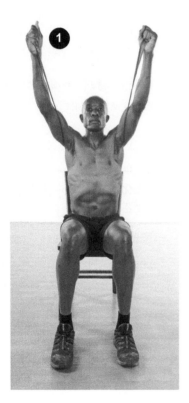

1 向上完全伸直手臂，保持肩胛骨挤在一起。向上运动的幅度取决于柔韧性和耐痛性。有些人不能直接到上方，这也是可以的。注意力应该放在重复放东西到头顶行李架的运动上，所以小角度是可以的。

2 当手臂回到起始姿势时注意控制动作。

不要让弹力带把自己拉回去。

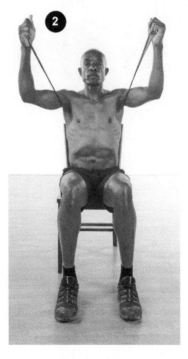

目标 增加肩带力量。

起始姿势 坐在椅子上每只手握弹力带一端，双手分开
与肩同宽。手臂举到舒服的范围内尽可能高的地方。

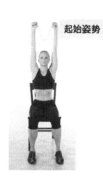

起始姿势

1 头部保持正直，并且把
肩胛骨挤在一起，慢慢
拉开弹力带，用手臂形成一
个"Y"字形。

2 慢慢回到起始姿势。

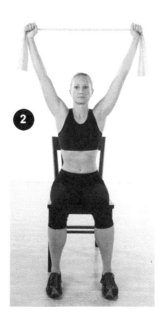

目标 增强肩关节的旋转。

起始姿势 坐在椅子上每只手握弹力带一端。拇指向上，手臂在肩部高度向前伸直。

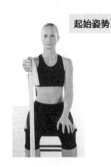

起始姿势

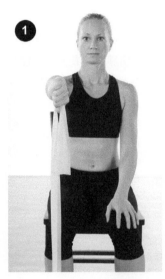

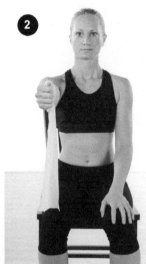

1~3 手向上、向下旋转来收集弹力带。

弹力带全部卷起来后，换另一侧。

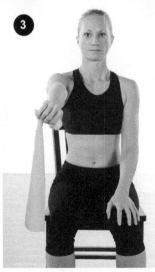

目标 增加三角肌力量。

起始姿势 站姿，患侧手握哑铃。手臂放在身侧。

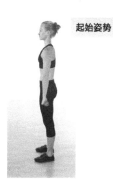

起始姿势

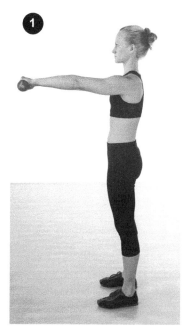

1 手臂慢慢朝前举，掌心向下，保持在无痛范围活动。

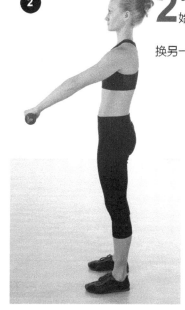

2 手臂慢慢降低，回到起始姿势。

换另一侧重复动作。

变化： 你也可以尝试拇指向上进行这个训练。

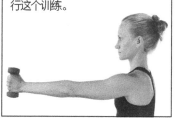

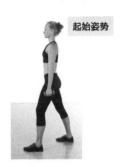

起始姿势

目标 增加三角肌后束力量。

起始姿势 站姿，患侧手握哑铃；如果需要多一点平衡，可以两脚前后交错站。手臂放在身侧，掌心可以朝前或者朝后。

1 保持手臂伸直，慢慢向后移动，保持在无痛的范围活动。

2 手臂慢慢回到起始姿势。

换另一侧重复动作。

变化： 这个训练也可以趴在一个斜的凳子上进行。

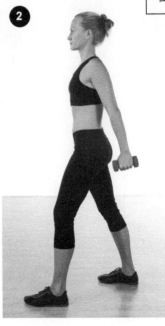

目标 提高肩带稳定性。

起始姿势 站姿，患侧手握哑铃。拇指旋转向下，就像
从罐子里倒水一样。

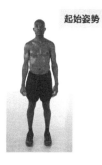

起始姿势

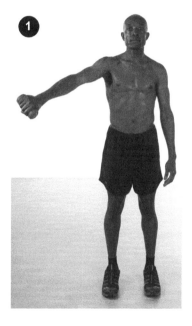

①

1 慢慢向外侧45°举手臂。注意保持拇指
向下，不要向前移动手臂。

2 保持在无痛范围慢慢降低。

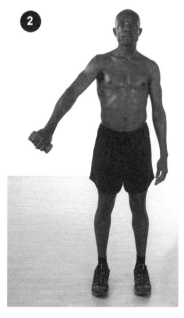

②

目标 增加上背部力量。

起始姿势 胃部贴着训练凳或床躺下。患侧手臂悬在一侧握哑铃。

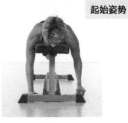

1 手臂慢慢举到和地板平行的位置。

2 慢慢回到起始姿势。

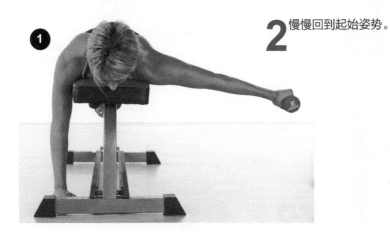

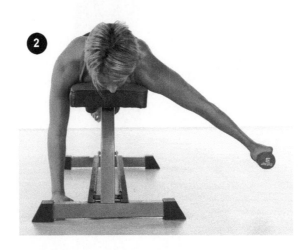

目标 增加肩带控制。

起始姿势 仰卧在地板或者训练凳上。患侧手握哑铃并
举在肩部、胸部上方。保持手臂伸直。

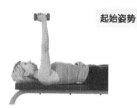

起始姿势

1 保持手臂伸直，向上天花板方向推举哑铃。

2 挤压肩胛骨回到起始姿势。这个训练的活
动度很小。如果肩部活动频繁，这个训练
可能做得不正确。

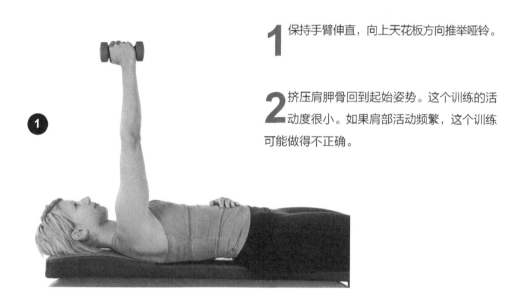

①

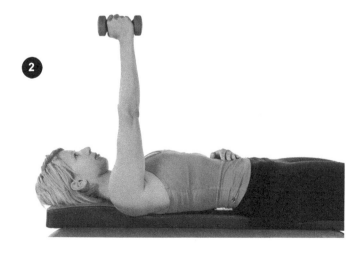

②

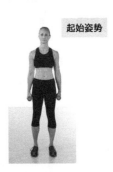

起始姿势

目标 增加肩带力量。

起始姿势 站姿，手臂放在身侧。每手握一个哑铃。

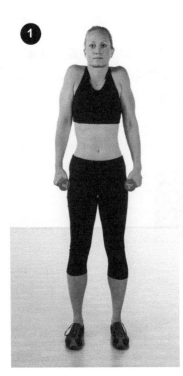

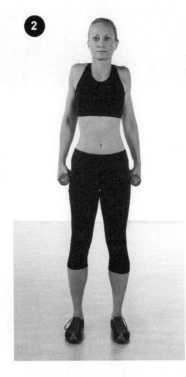

1~2 向上耸肩然后向后挤压肩胛骨。假装在画一个盒子的轮廓。

慢慢降低肩部回到起始姿势。

目标 增加上背部力量、牵引力和稳定性。

起始姿势 右膝和手放在训练凳上。左手握哑铃并让它
的重量轻轻向下拉手臂。不要用很重的哑铃。

起始姿势

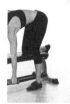

1 保持手臂伸直，轻轻向
上向后挤压肩胛骨来把
重量向上拉。保持3~5秒。

慢慢放松并降低。

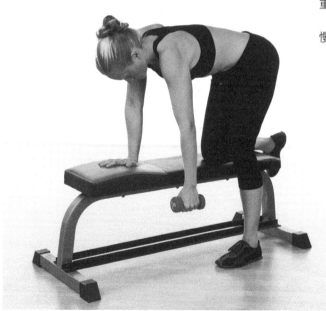

目标 增加肩袖力量。

起始姿势 俯卧，患侧手臂悬在边上。握哑铃并屈肘呈90°。

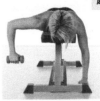

起始姿势

1 保持肘部位置不变，慢慢向天花板方向旋转手部。手部到达肩部水平时停止。许多人在这个区域并不灵活，且活动度受限。如果感到任何不舒服，跳过这个训练。

降低手臂，回到起始姿势。

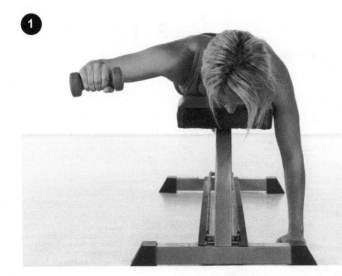

变化： 可以试着同时用两侧手臂。

自我按摩

　　自我按摩或者轻柔地按压肩部区域能为关节运动做好热身准备和冷疗。有助于减少软组织的粘连，增加活动度和灵活性。还会减少肌肉酸痛。自我按摩最好在肌肉温度高时进行。这里可使用标准网球和泡沫轴，在网上和零售店均可购买，包括药店、瑜伽、普拉提工作室及体育用品店。

网球用法 1　　　　　　　　　　　　　　　　　　　　上背部，肩部

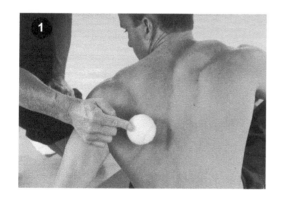

1~3 仰卧在网球上，网球压在不舒服的点以降低紧张度。

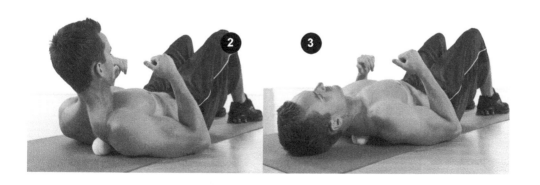

网球用法2　　　　　　　　　　　　　　　　　　　　上背部，肩部

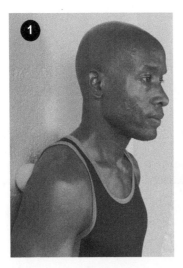 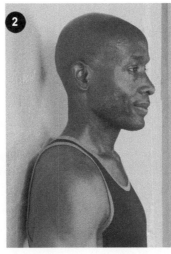

1~2 把网球放在后背和墙之间滚动以降低紧张度。

网球用法3　　　　　　　　　　　　　　　　　　　　　　背阔肌

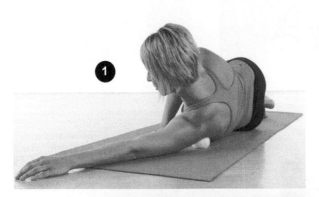

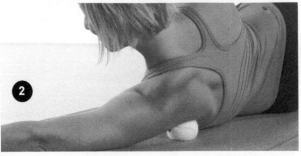

1~2 网球压在腋下，侧卧，来回滚动以降低背阔肌紧张度。

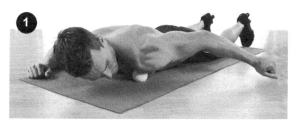

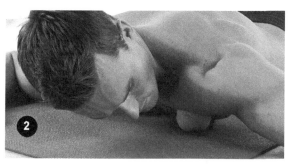

1~2 俯卧，网球压在不舒服的点以降低肩前部肌肉紧张度。

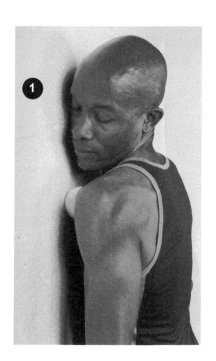

1 网球放在肩前部和墙之间，来回滚动以降低紧张度。

训练   **151**

网球用法6

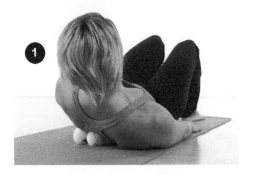

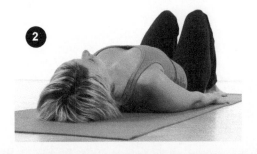

1~2 两个网球用胶布黏在一起，看起来就像是金鱼眼睛。网球置于肩胛骨之间，仰卧。

网球用法7

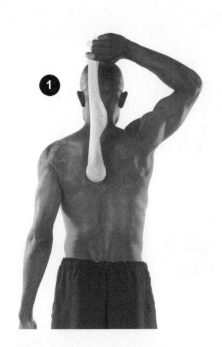

增加短袜的好处是可以更容易碰到背部别扭的位置。

1 将一个或两个网球装入袜子中，短袜从头后侧悬在背部。背部和球靠在墙上，以降低紧张度。

1 坐在地板上，背部放在泡沫轴上。

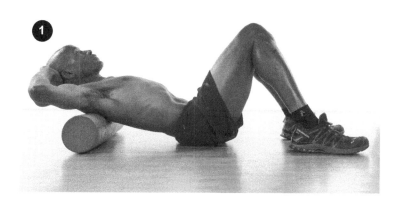

2 双手交叉，置于脑后。

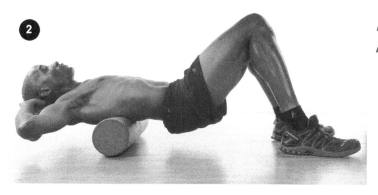

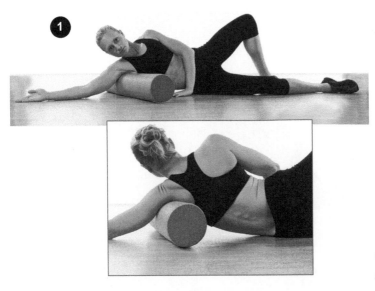

1 泡沫轴压在腋窝下，侧卧。

2~3 前后滚动以降低紧张度。

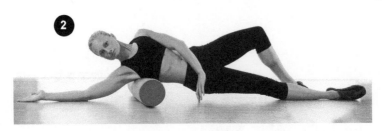

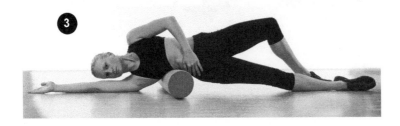

为了制作冷疗按摩的工具，将水倒进纸杯中并冷冻。冰按摩最好在训练后完成。

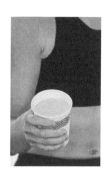

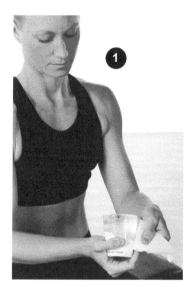

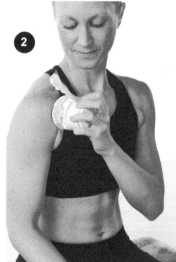

1 根据需要取下纸杯，露出冰块。

2 冰放在痛处，来回移动，而不是集中在某一点。

3 请同伴帮助敷难碰触的地方。

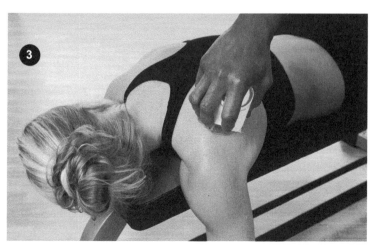

致谢

　　和这些教授一起工作是一种乐趣，没有他们的技能和专业知识，就不可能形成这本书。我要衷心感谢莉莉·舒（Lily Chou），鲁帕·维德（Rupa Ved）和克莱尔·春（Claire Chun），他们精益求精和深入浅出的能力无与伦比。同样感谢模特塞缪尔·哈维尔（Samuel Harvell），斯科特·马里森(Scott Mathison)，梅雷迪斯·米勒（Meredith Miller）和伯纳蒂特·奥特伯恩（Bernadett Otterbein）的耐心，Austin Forbord及Rapt Productions的团队，他们很好地捕捉到了动作的精髓。感谢策划编辑基思·赖格尔（Keith Reigert）的眼力。最后，特别感谢菲奥娜·吉尔伯特（Fiona Gilbert）博士和我的儿子克里斯·克诺夫（Chris Knopf）为本书做出的贡献。

关于作者

　　卡尔·克诺夫，《50岁之后的拉伸训练》（*Stretching for 50+*）、《50岁之后的负重训练》（*Weights for 50+*）以及《50岁之后的运动员的体能训练》（*Total Sports Conditioning for Athletes 50+*）的作者，30年来一直致力于残疾人和老年人的健康提升工作。他是美国国家卫生研究院的顾问，也是PBS电视台"坐着也能健康"系列节目以及加州的残疾人问题的顾问。

　　他是学术会议上的常客，写了很多教科书和文章。克诺夫是Baby Boomers & Beyond的总裁，也是加利福尼亚州洛斯阿尔托斯山的山麓学院健康理疗师项目的协调员。